Marlene Assmann, geb. 1981 in Heidelberg, wuchs an vielen verschiedenen Orten auf. Ihre Heimat fand sie in Berlin, wo sie während ihres Studiums der Filmmontage an der HFF-Babelsberg in Fußballvereinen spielte. Ihr Interesse für Film, Fußball und die gesellschaftliche Teilhabe von Frauen führte sie in dem Film »Football Under Cover« zusammen. Der Dokumentarfilm erzählt die Geschichte des ersten öffentlichen Frauenfußballspiels in der Islamischen Republik Iran, bei dem sie mit ihrem Berliner Team gegen das iranische Nationalteam der Frauen antrat. Der Film wurde 2008 auf der Berlinale mit zwei Teddys ausgezeichnet. Mit Freundinnen gründete sie einen Verein, der u. a. das »Discover Football«-Festival in Berlin-Kreuzberg organisiert. 2011 hat sie ihr Studium mit einer Diplomarbeit über »Montage als Schleier« abgeschlossen und arbeitet seitdem in der Filmbranche in Berlin, Beirut und in Heidelberg, wo sie mit ihrer Familie lebt.

»Alles gut? Alles gut.« wurde gefördert
von der Stiftung Kulturwerk

Bild Kunst
KULTURWERK

MIX
Papier | Fördert gute Waldnutzung
FSC
www.fsc.org
FSC® C014138

Dieses Buch ist auf Papier gedruckt, für das nur Holz aus nachhaltiger Forstwirtschaft verwendet wurde.

Klimaneutral
Druckprodukt
ClimatePartner.com/13916-1911-1001

All unsere klimaneutral gedruckten Novitäten und Nachdrucke finden Sie auf climatepartner.com unter Angabe der ID 13916-1911-1001. Hier erhalten Sie auch Einblick in die Windenergie- und sozialen Projekte, die wir mit Ihrer Hilfe unterstützen.

Ein verlagsneues Buch kostet in ganz Deutschland und Österreich jeweils dasselbe. Das liegt an der gesetzlichen Buchpreisbindung, die dafür sorgt, dass die kulturelle Vielfalt erhalten und für die Leser:innen bezahlbar bleibt. Also: Egal ob im Internet, in der Großbuchhandlung, beim lokalen Buchhändler, im Dorf oder in der Stadt – überall bekommen Sie Ihre verlagsneuen Bücher zum selben Preis.

Printed in the Czech Republic
ISBN 978-3-96428-218-7
www.jacobystuart.de

MARLENE ASSMANN

Alles gut? Alles gut.

Unsere unglaubliche Geschichte von Tod und Leben

VERLAGSHAUS JACOBY STUART

Mein Luka,

so

→

hast du mich kennengelernt.

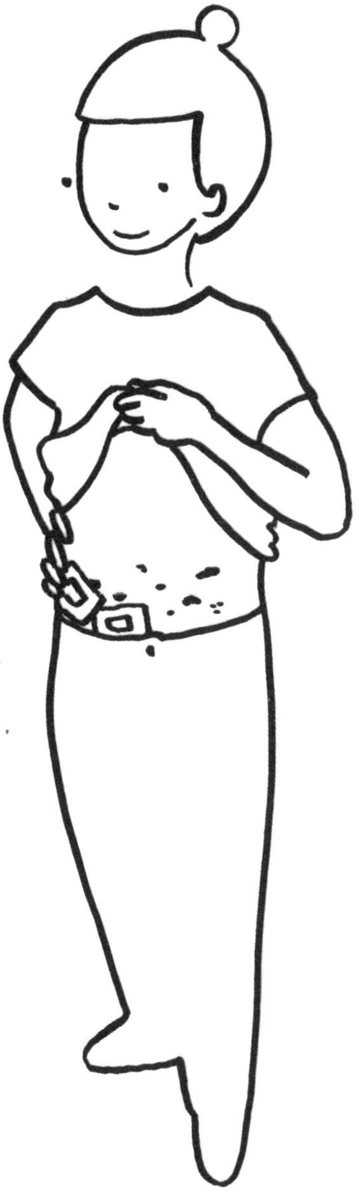

Aber ich hatte nicht immer so viele Narben.

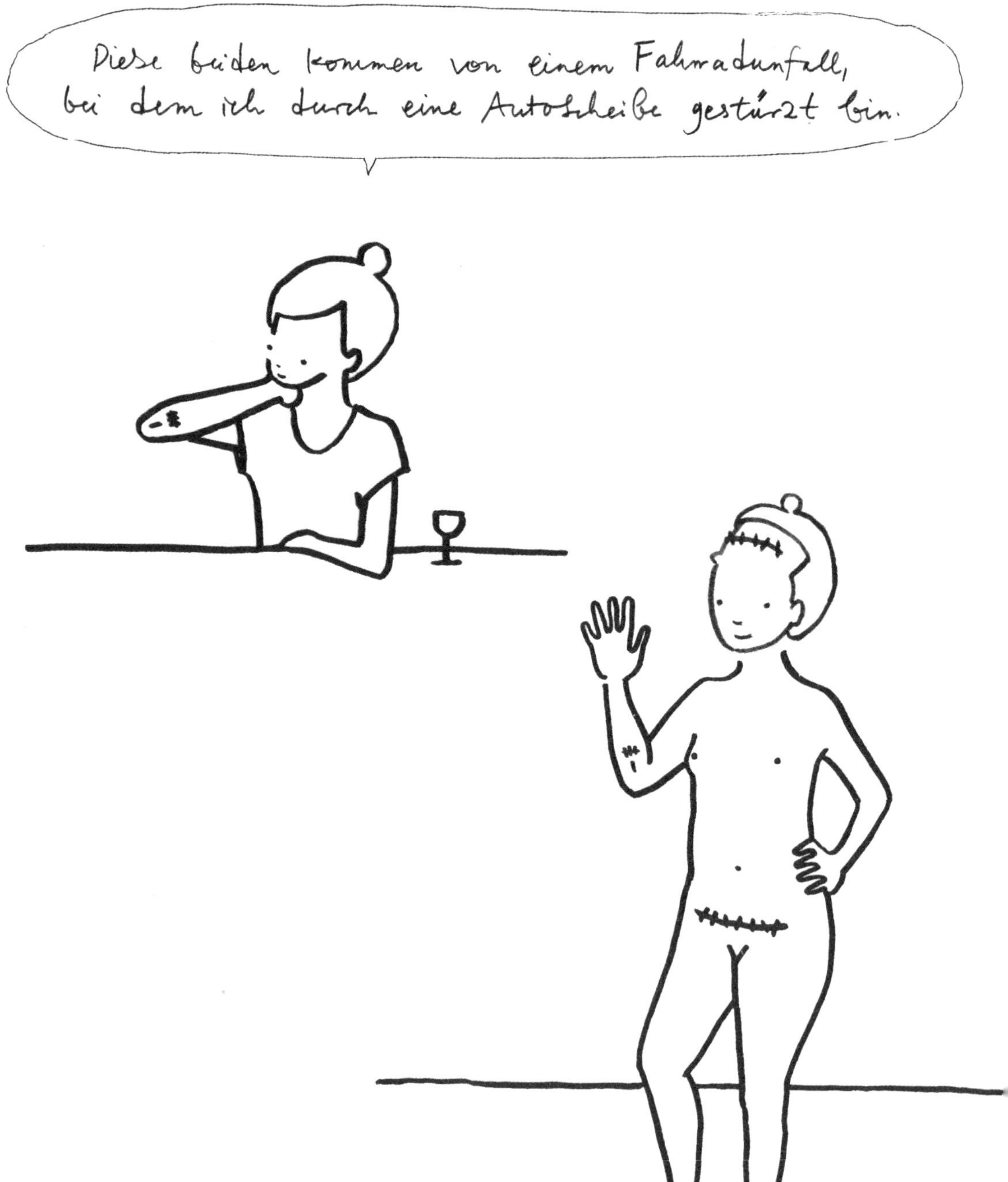
Diese beiden kommen von einem Fahrradunfall,
bei dem ich durch eine Autoscheibe gestürzt bin.

Nach einer lebenrettenden
und einer lebengebenden Operation sah ich so aus

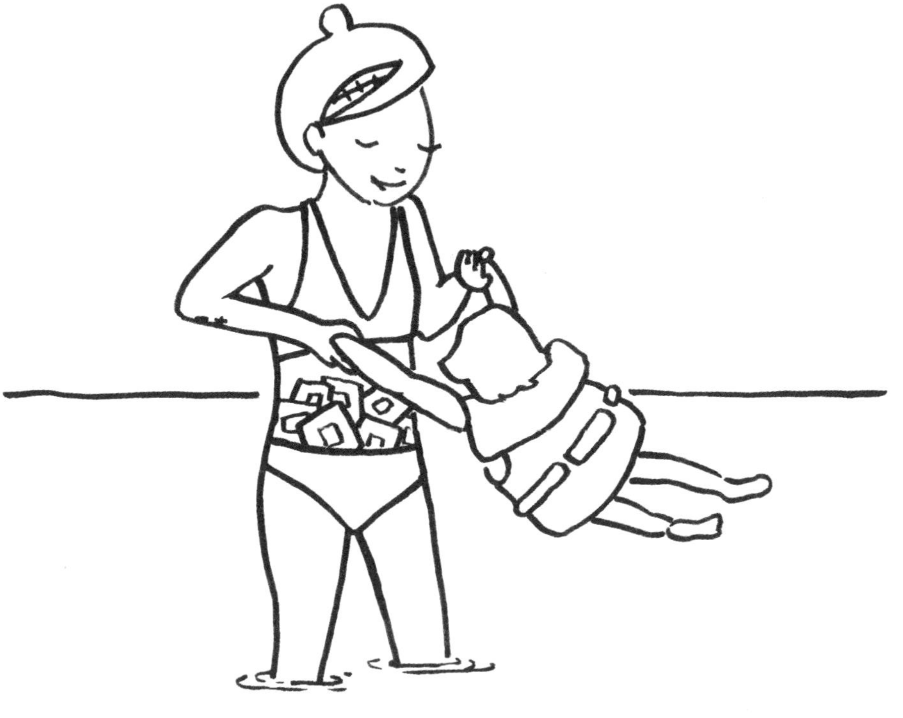

und zwei Sommer später so.

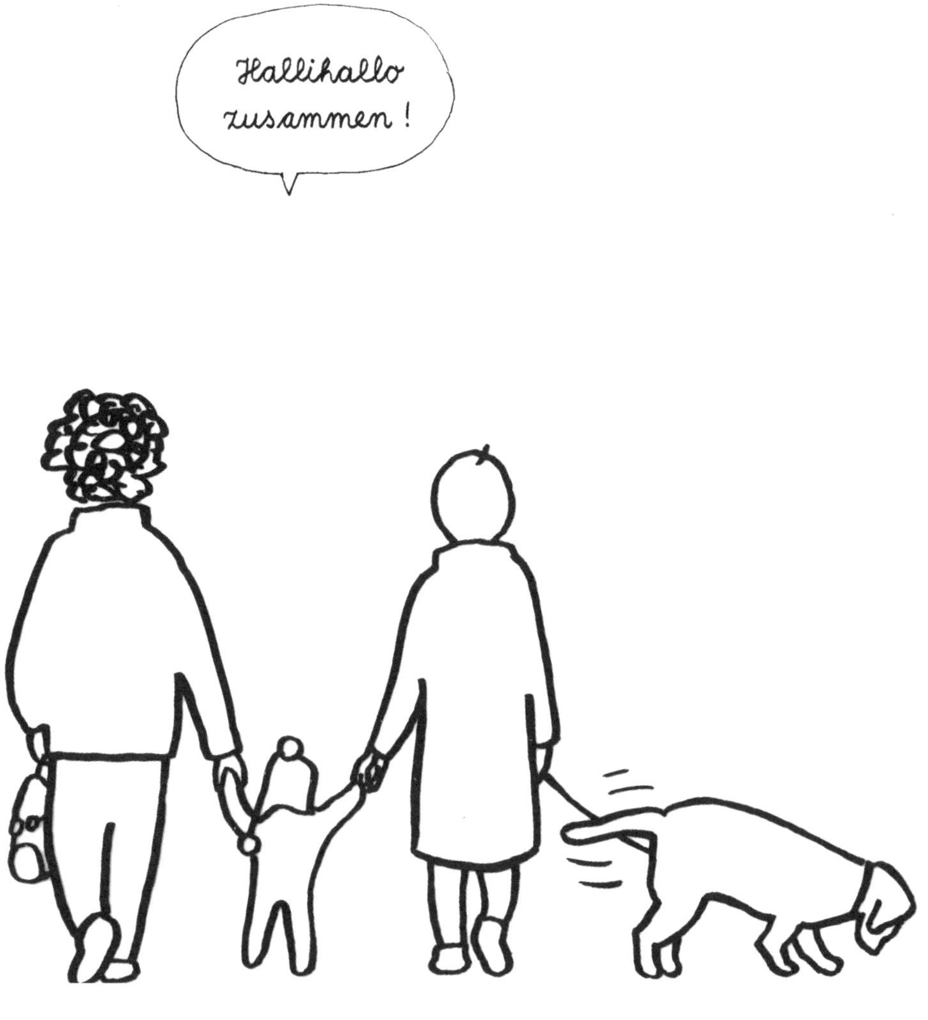

Du wächst in Heidelberg auf und hältst den
ganzen Heiligenberg für deinen Garten
und grüßt alle, die du siehst. Und du bekommst natürlich mit,
dass ich ab und zu im Krankenhaus bin. Wegen der Immuntherapie,

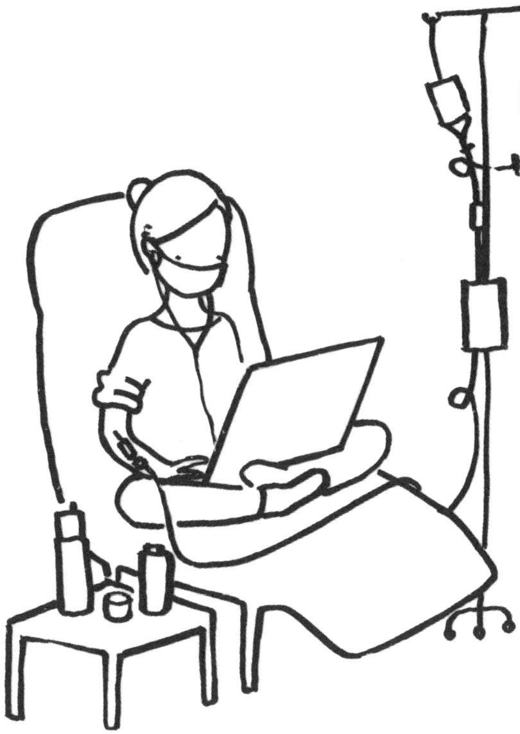

von der du weißt, dass sie so giftig ist,
dass du keinen Bruder, den du dir wünschst, bekommen kannst.
Warum das so ist, das möchte ich dir in diesem Buch erzählen.

Es ist nämlich so:

Deine Mama hat etwas im Kopf, was da
nicht hingehört.
Mein ganzes Leben lang war ich supergesund,
auch beim Fußball konnte ich rennen und rennen
und die Puste ging mir nicht aus. Ich dachte,
ich wäre unkaputtbar. Und dann
war ich plötzlich superkrank. Wobei, krank
habe ich mich eigentlich nie gefühlt.
Eher hatte ich plötzlich eine Krankheit,
an der Menschen normalerweise sterben.

Natürlich will ich nicht sterben,
vor allem nicht jetzt, wo du da bist.
Ich will leben und bei dir sein.

Zum Glück habe ich inzwischen eine Behandlung gefunden,
die mir hilft. Aber lass mich am Anfang beginnen,
mit meiner Schwangerschaft.

Ich kann dir nicht erklären,
was ich selbst nicht verstehe.
Ich kann es nur nacherzählen.

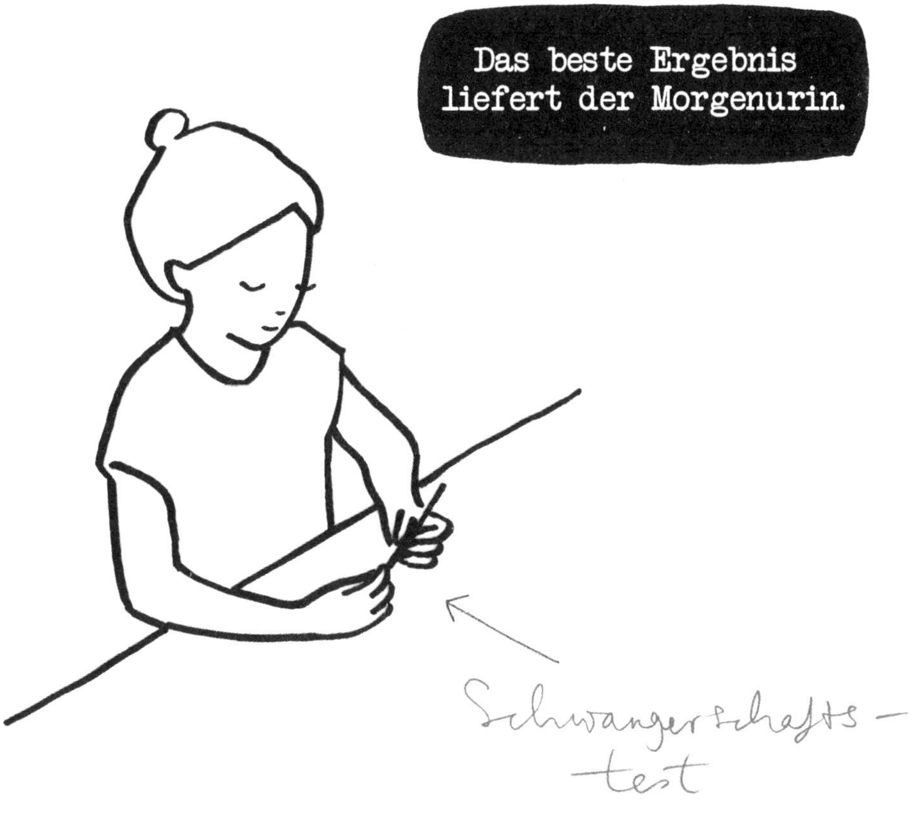

Tony und ich wohnten zusammen in Libanon,
mit vielen kurzen Unterbrechungen,
weil ich alle drei Monate aus- und wieder
einreisen musste, um ein neues Visum zu bekommen.

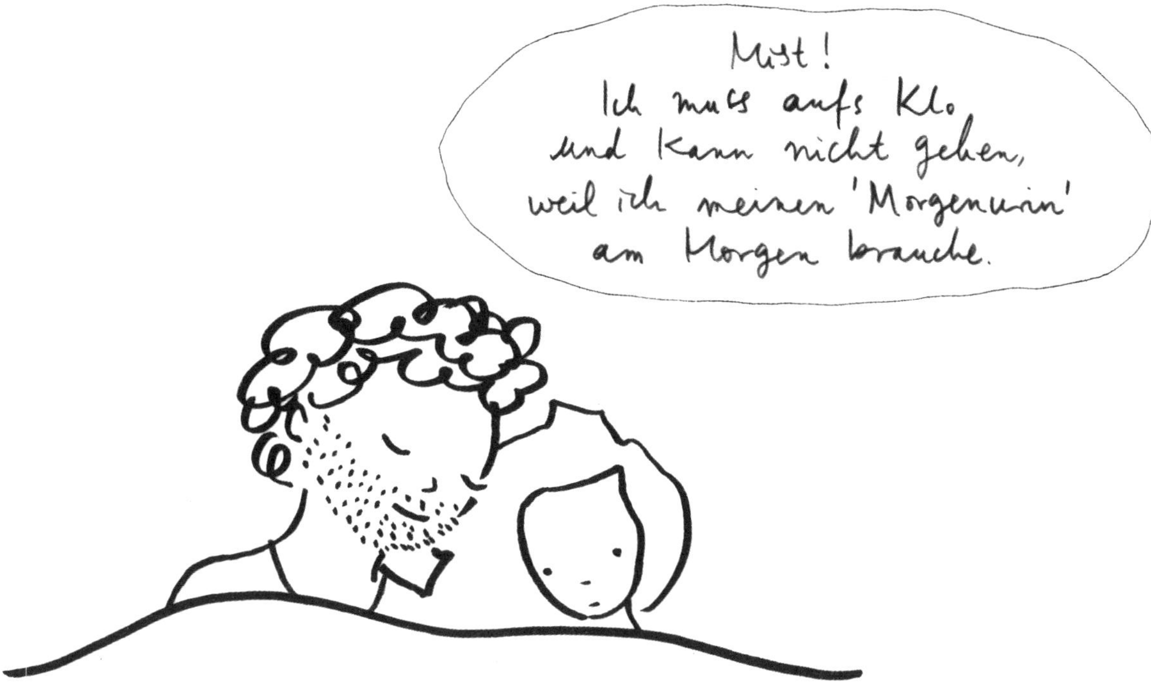
Mist!
Ich muss aufs Klo
und kann nicht gehen,
weil ich meinen 'Morgenurin'
am Morgen brauche.

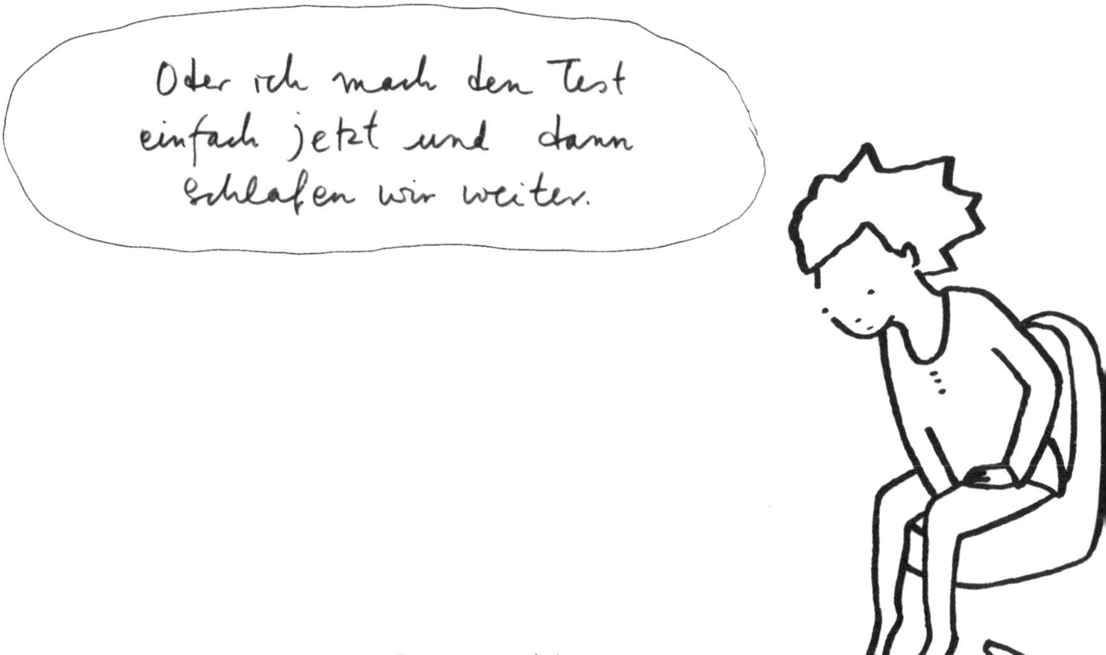
Oder ich mach den Test
einfach jetzt und dann
schlafen wir weiter.

Bis zum Morgen
mussten wir dann doch nicht warten.

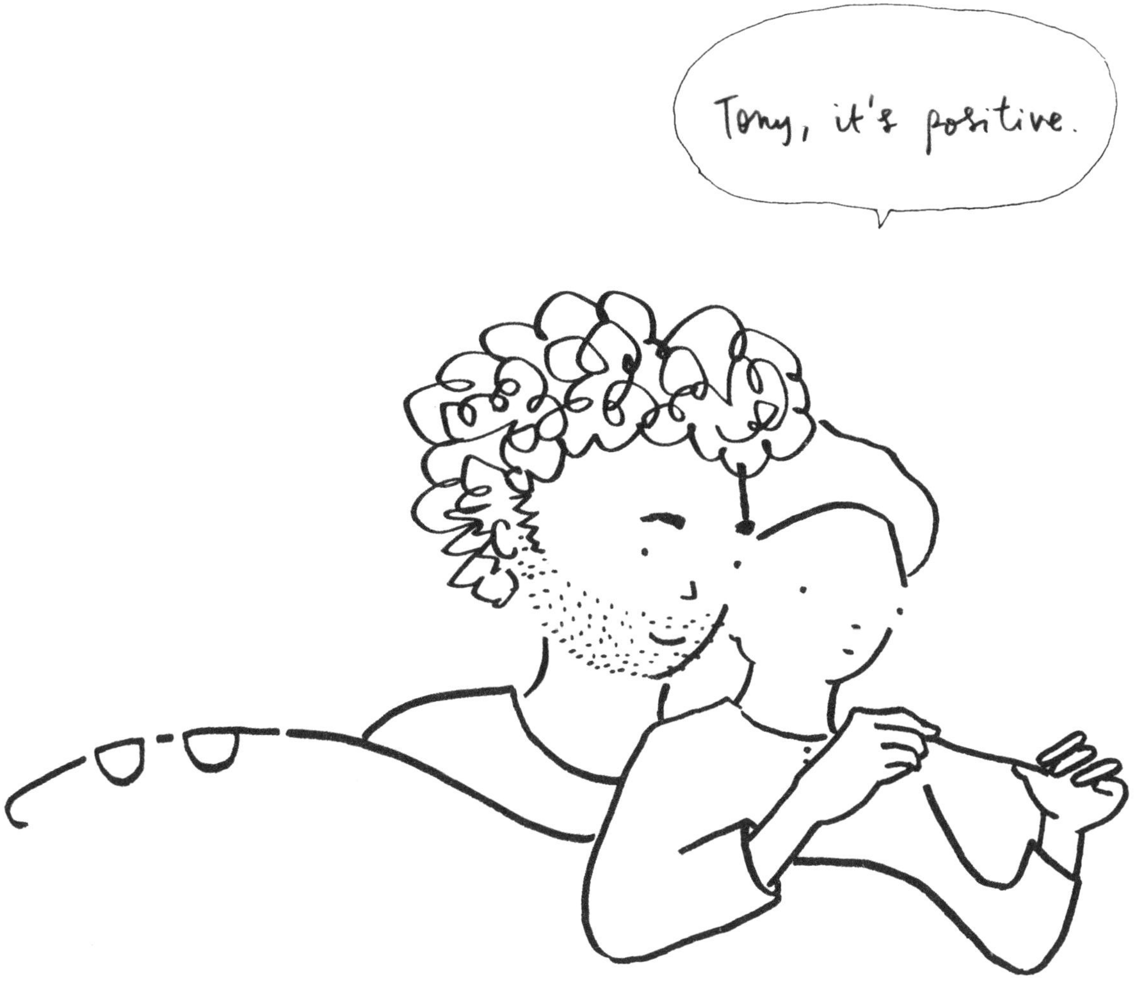

Ich hatte keinen großen Kinderwunsch,
habe mich aber wirklich gefreut.
Ein ganz neues Leben lag vor uns.

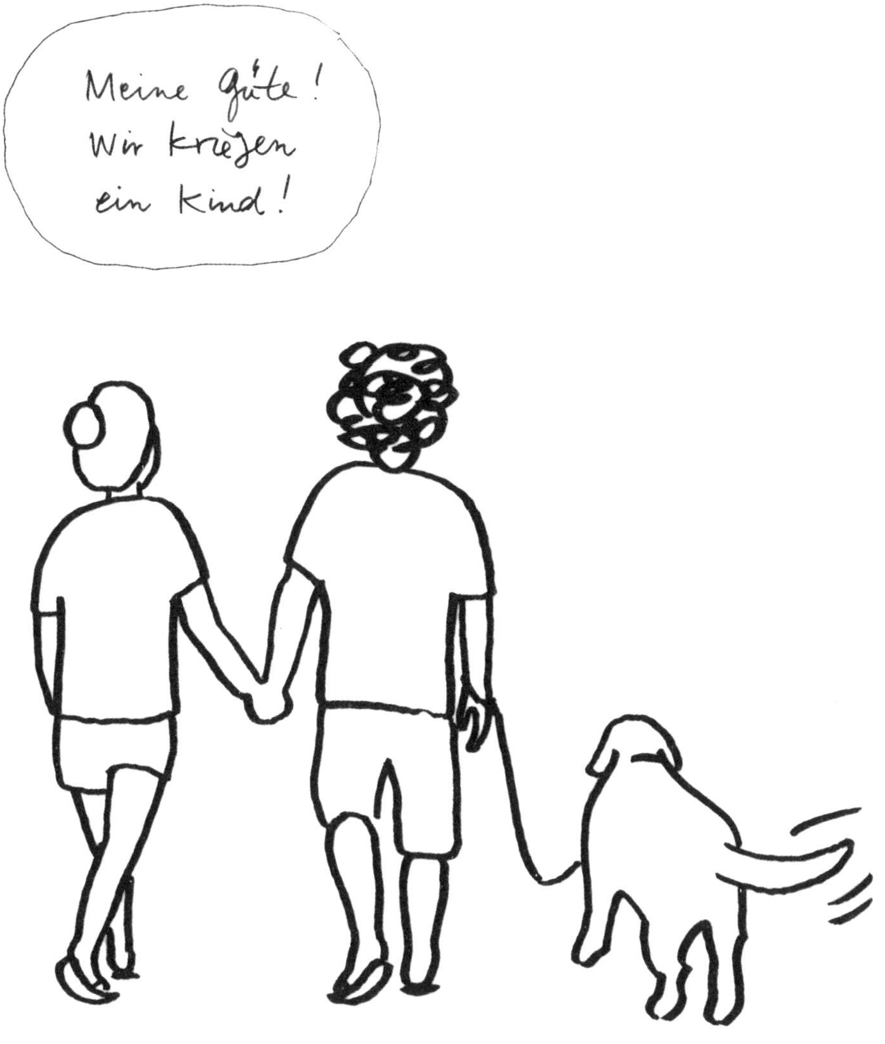

Wir haben Paula geweckt und sind
mitten in der Nacht spazierengegangen.
Das war eh die beste Zeit zum Gassigehen,
denn in Libanon sind die Sommertage heiß.

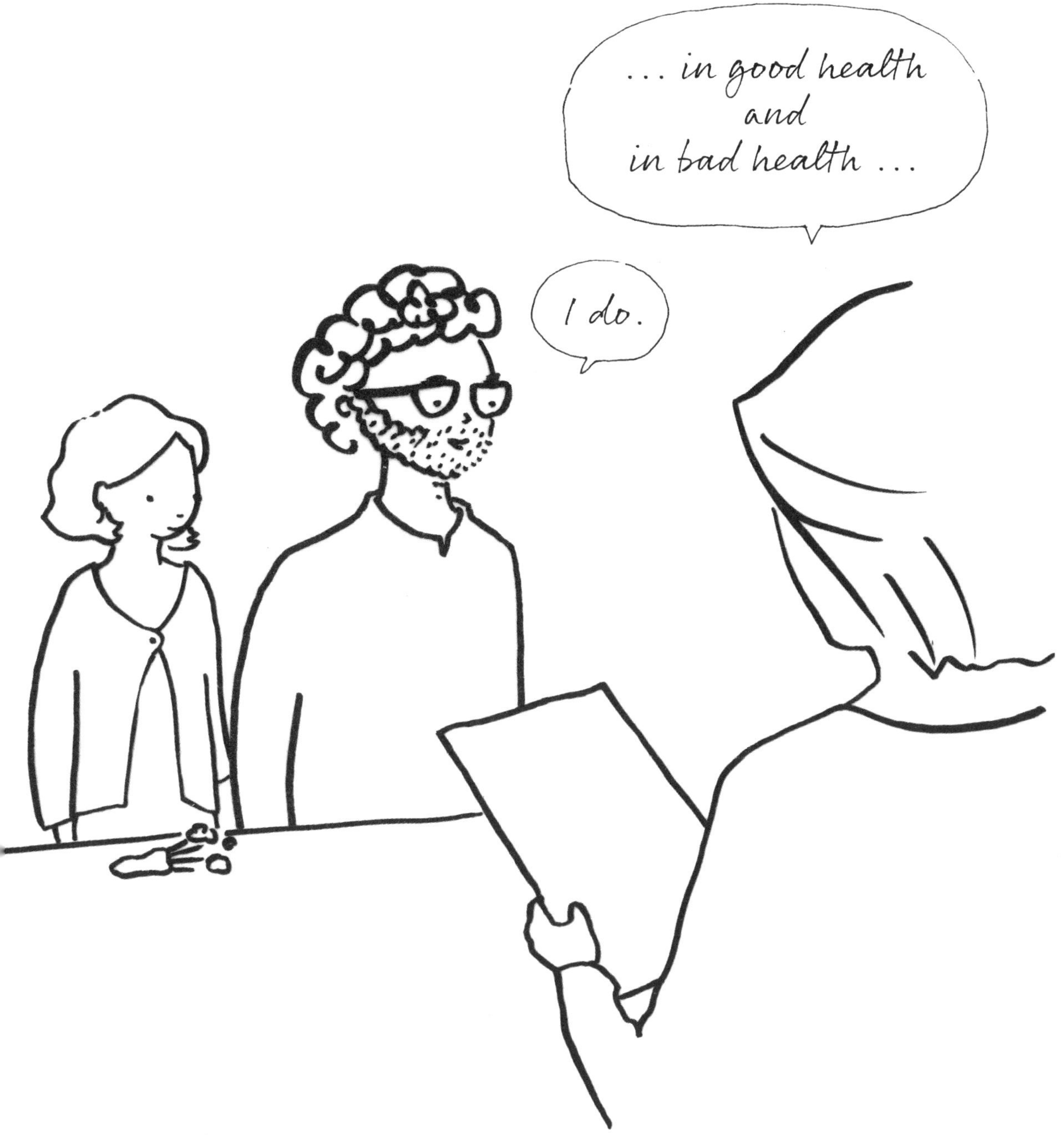

Du hast die schönsten Dinge
in unser Leben gebracht:
Im August haben wir geheiratet, weil ich
mit Baby keine Visumsprobleme haben wollte.

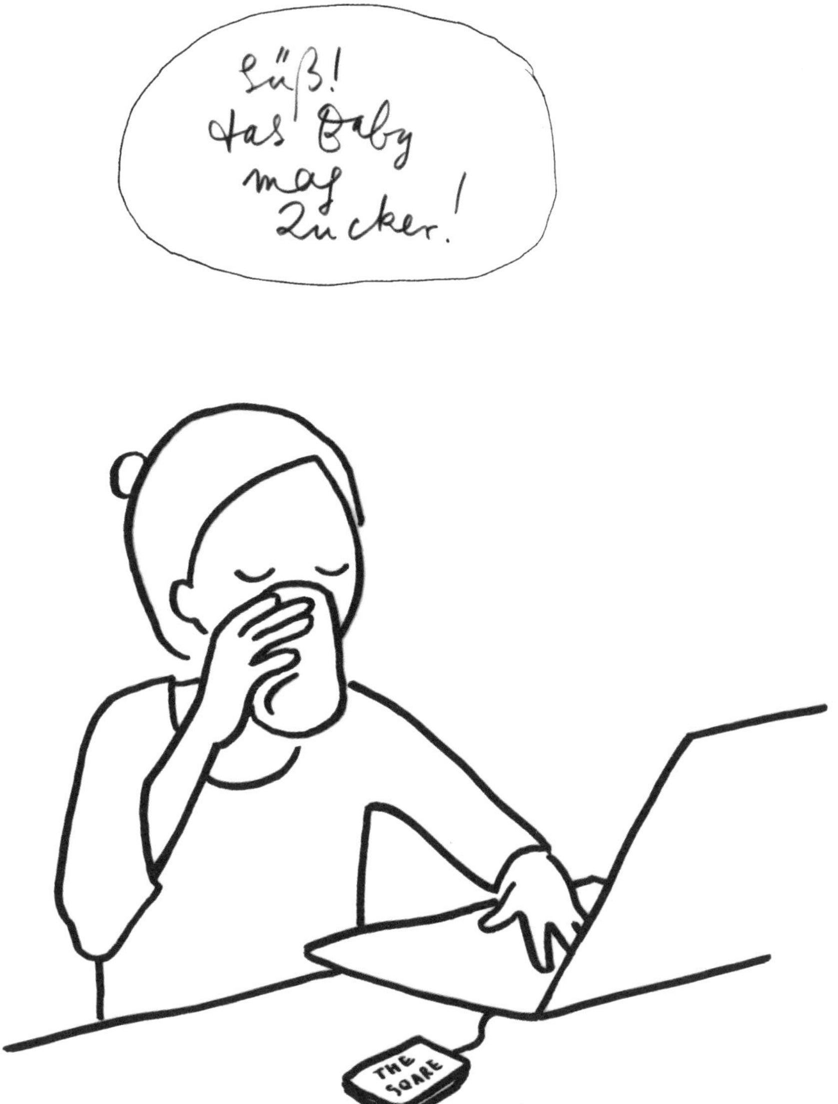

Mit letzter Kraft
habe ich einen Filmtrailer fertiggestellt
und hatte zum ersten Mal Heißhunger auf Cola.

Ich habe nicht geahnt, dass nicht nur du
in meinem Körper wächst.

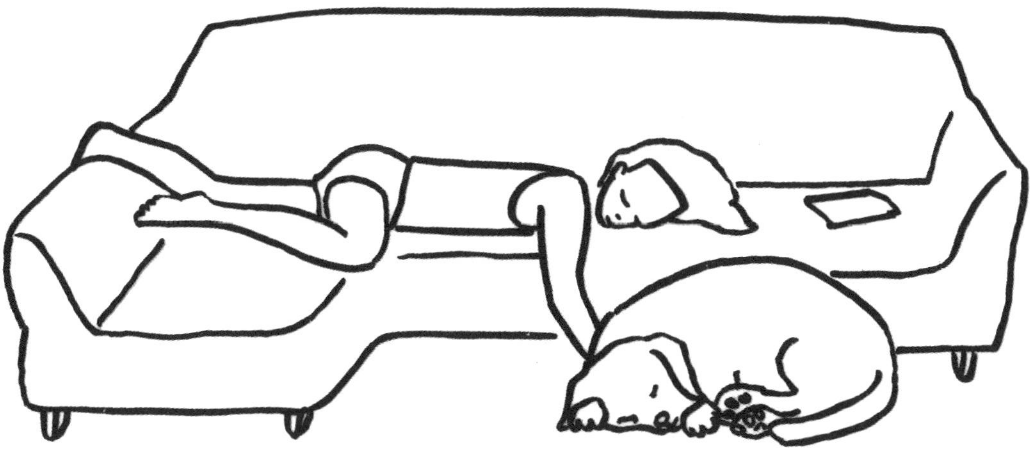

Vor dem Kindergarten
wolltest du mal nicht aufstehen
und hast gesagt, du wärst »hundemüde«.
So ging es mir damals.
Ich wollte so viel schlafen wie Paula.

Im Oktober flog ich noch mal nach Berlin,
um mit meiner Freundin und deiner
Patentante Eva einen Filmworkshop zu geben.

Im Flugzeug wollte ich das bekannte
»Abendlied« auswendig lernen, das alle so schön finden
und von dem ich nur die erste Strophe kannte.

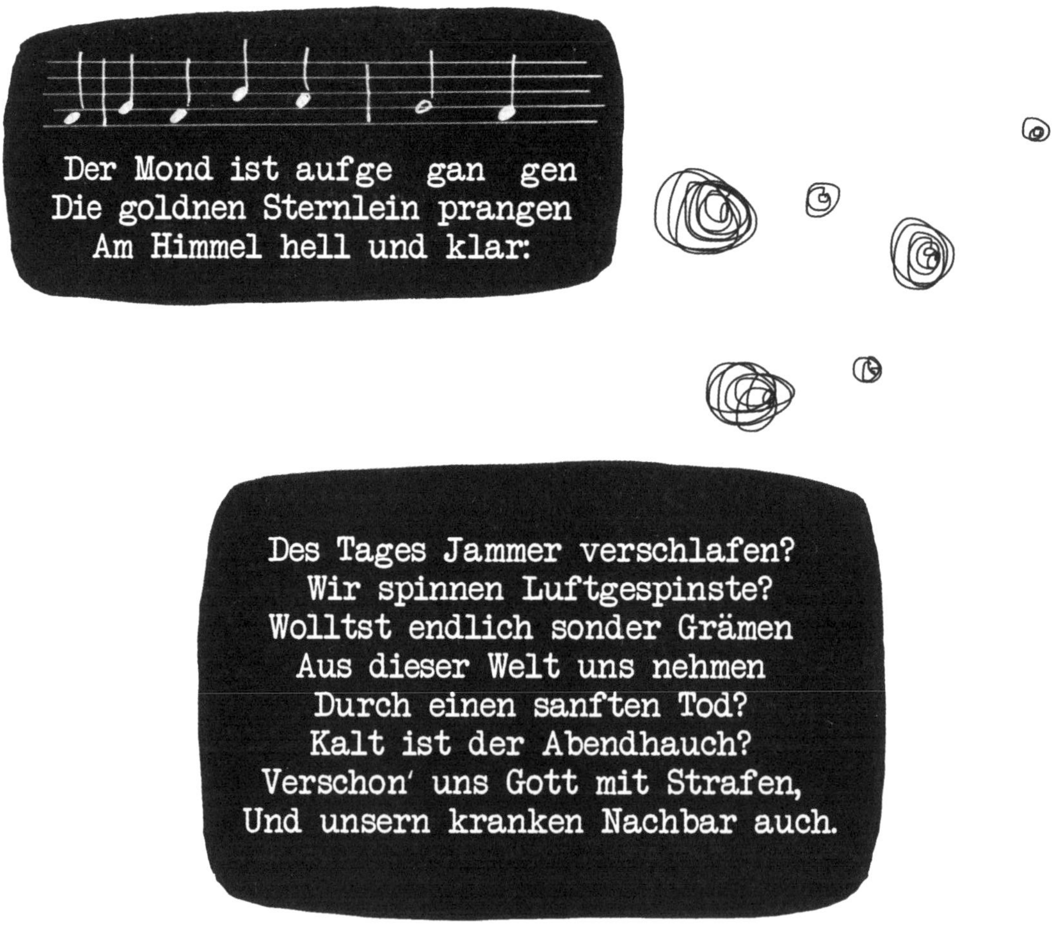
Der Mond ist aufge gan gen
Die goldnen Sternlein prangen
Am Himmel hell und klar:
Des Tages Jammer verschlafen?
Wir spinnen Luftgespinste?
Wolltst endlich sonder Grämen
Aus dieser Welt uns nehmen
Durch einen sanften Tod?
Kalt ist der Abendhauch?
Verschon' uns Gott mit Strafen,
Und unsern kranken Nachbar auch.

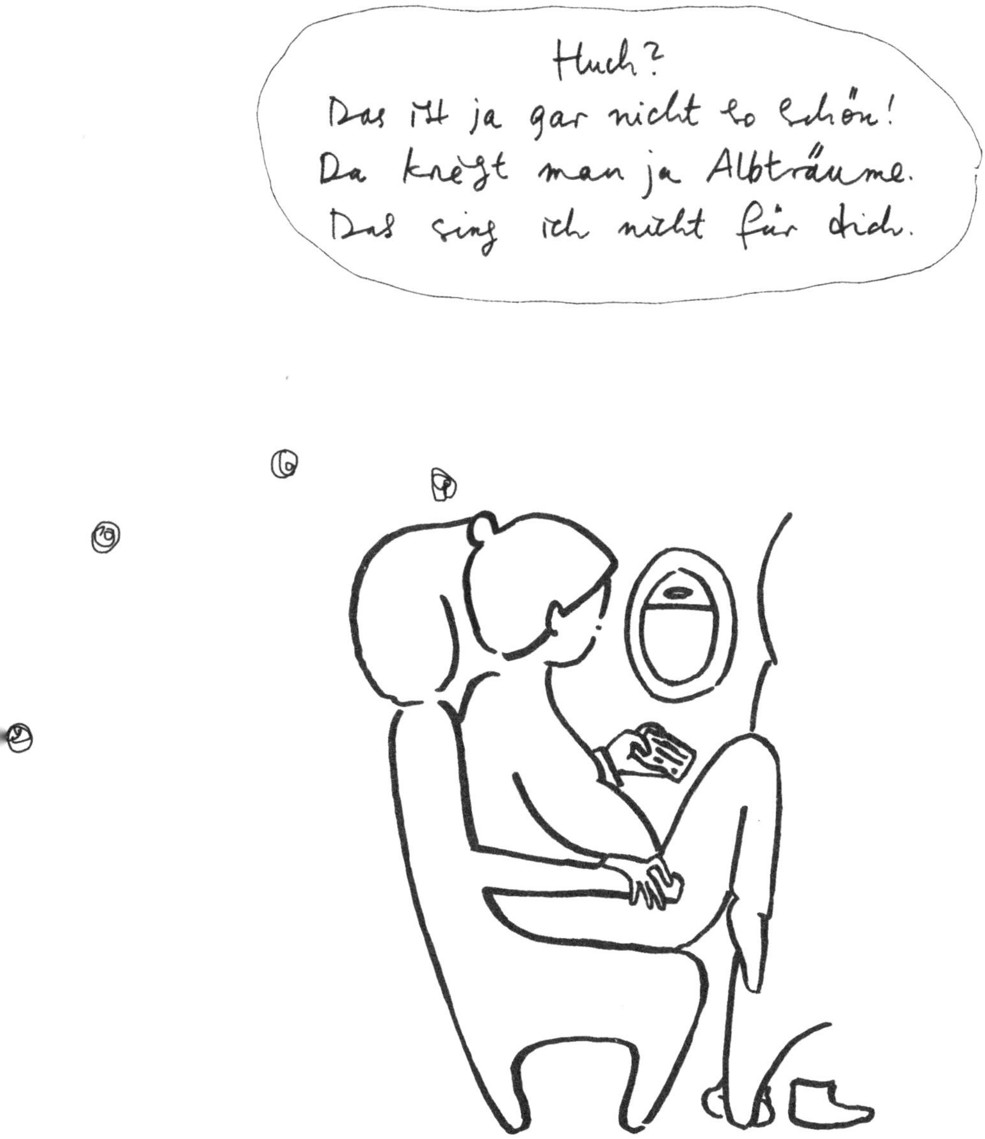
Huch?
Das ist ja gar nicht so schön!
Da kriegt man ja Albträume.
Das sing ich nicht für dich.

Aber immerhin hatte ich
zum ersten Mal gar keine Flugangst.
Ich wusste, mit dir im Bauch komme ich an.

- Der Tumor -

Deine Oma Aleida war während
ihrer Schwangerschaften besonders kreativ.
Ich war auch anders als sonst.

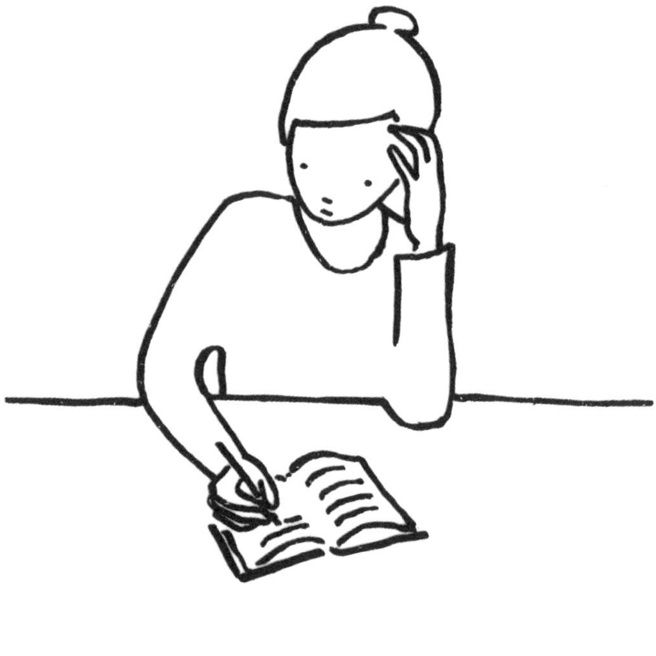

Meine Notizen sahen aus,
als hätte ein Kind sie geschrieben.

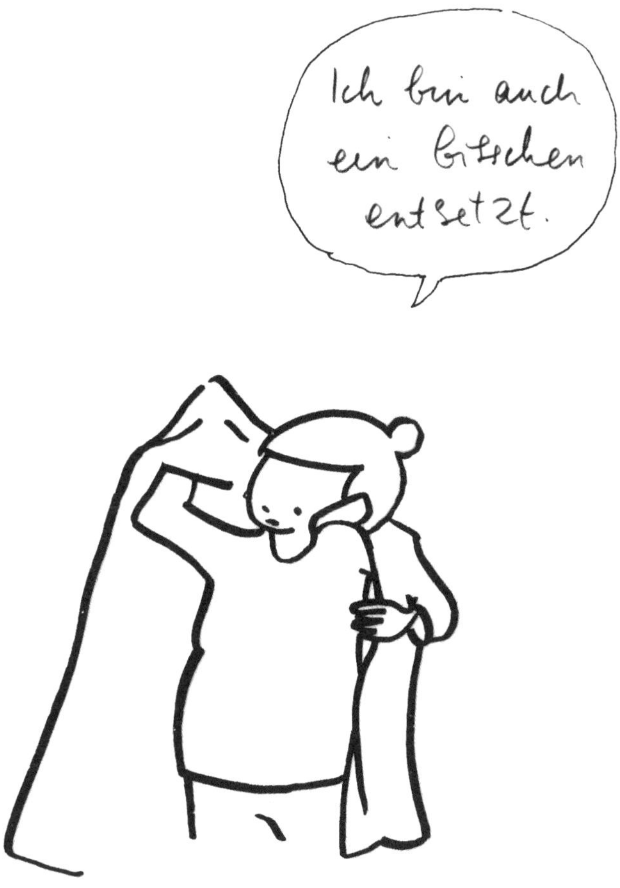

Entsetzt?

Worte, die ich
gar nicht sagen wollte,
kamen aus meinem Mund.

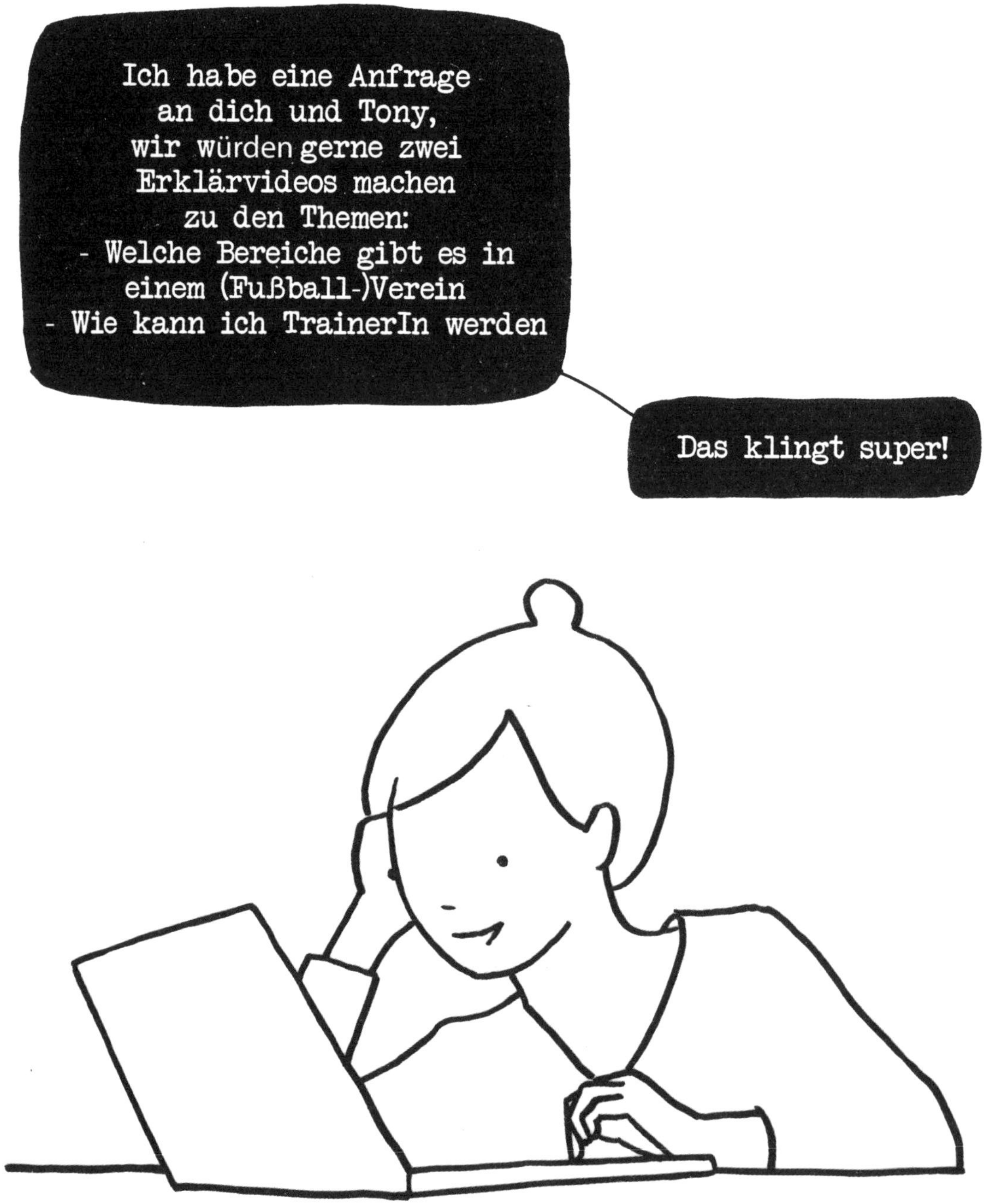
Ich habe eine Anfrage an dich und Tony, wir würden gerne zwei Erklärvideos machen zu den Themen: - Welche Bereiche gibt es in einem (Fußball-)Verein - Wie kann ich TrainerIn werden
Das klingt super!

Dafür fiel es mir erstaunlich leicht,
Projekte anzunehmen und abzulehnen,

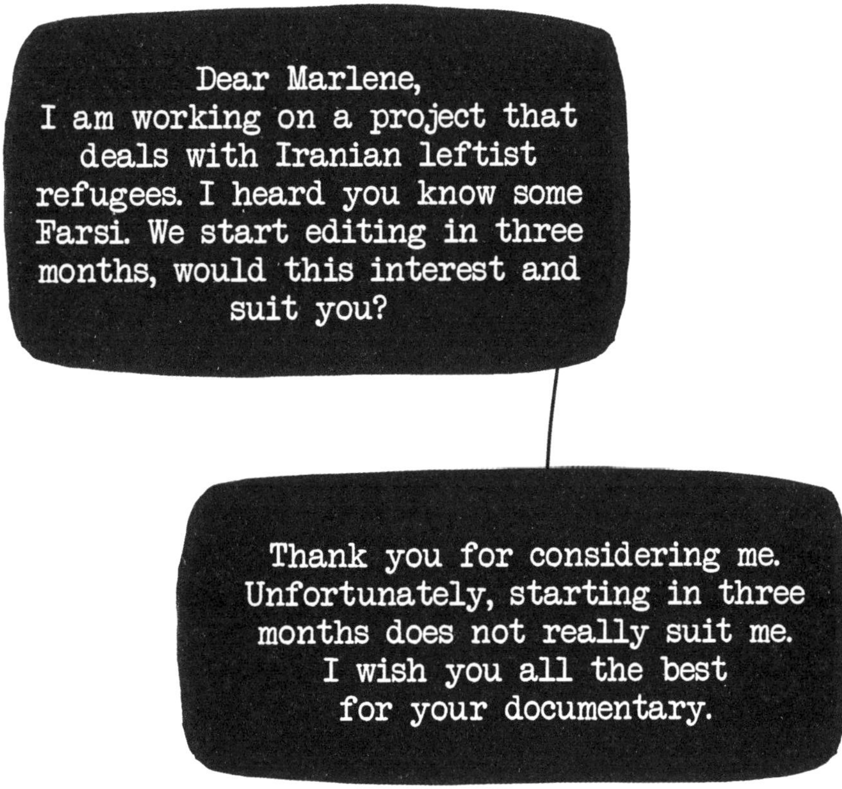

und zwar in kurzen Sätzen,
die im Zweifelsfall aus der Anfrage kopiert waren.

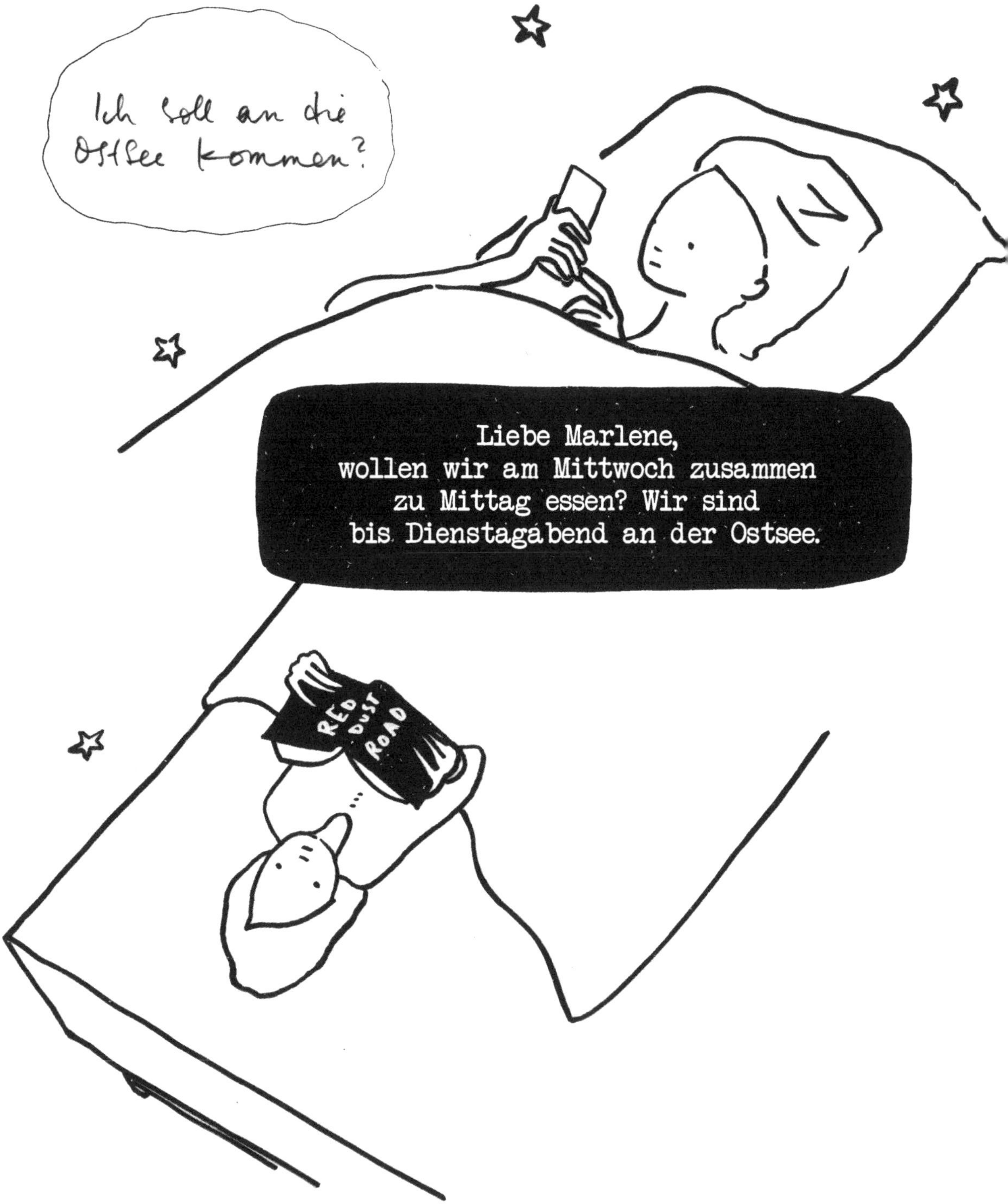
Ich soll an die Ostsee kommen?
Liebe Marlene,
wollen wir am Mittwoch zusammen
zu Mittag essen? Wir sind
bis Dienstagabend an der Ostsee.
RED DUST ROAD
...

Plötzlich konnte ich
Texte nicht mehr verstehen.

Alle Schwangeren beschweren sich, nachts ständig aufs Klo zu müssen.

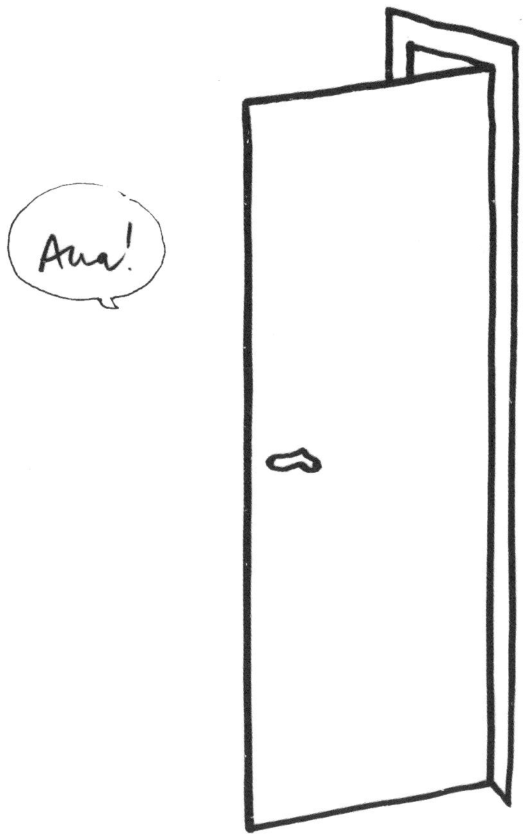

Keine von ihnen hat jedoch erwähnt, dass man auf dem Weg dorthin gegen jeden Türrahmen läuft.

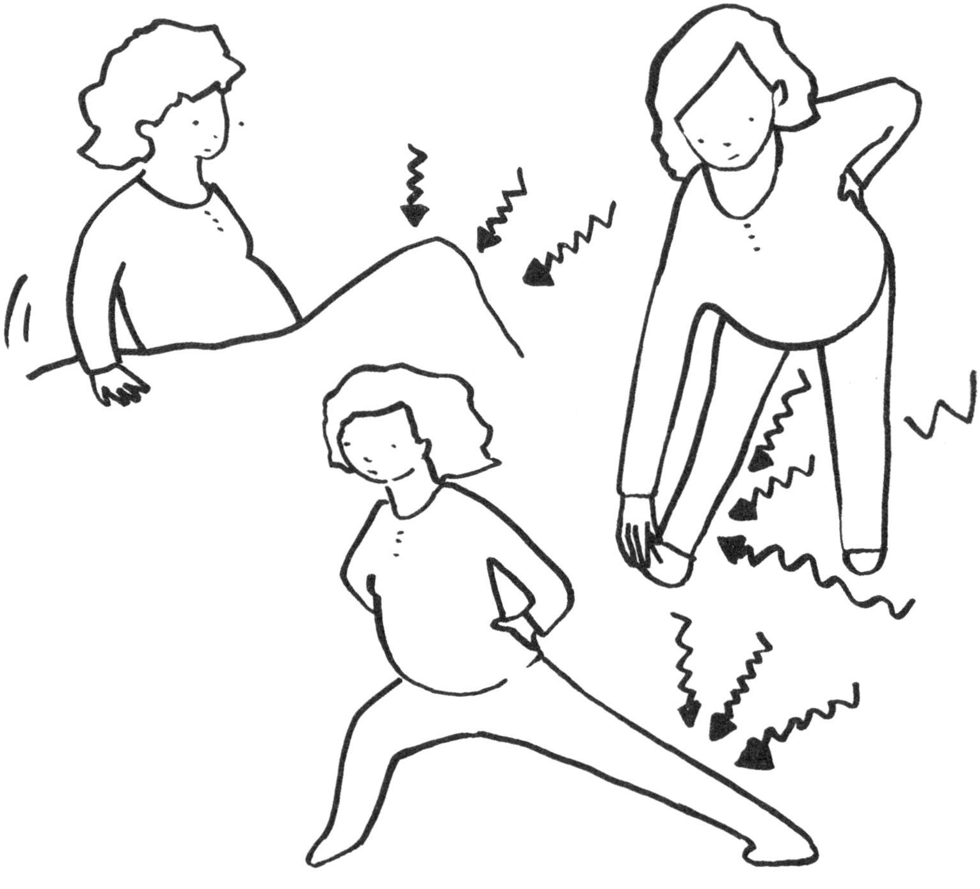

Nachts von Krämpfen geweckt zu werden,
ist ein Schwangerschaftssymptom,
von dem ich schon gehört hatte.

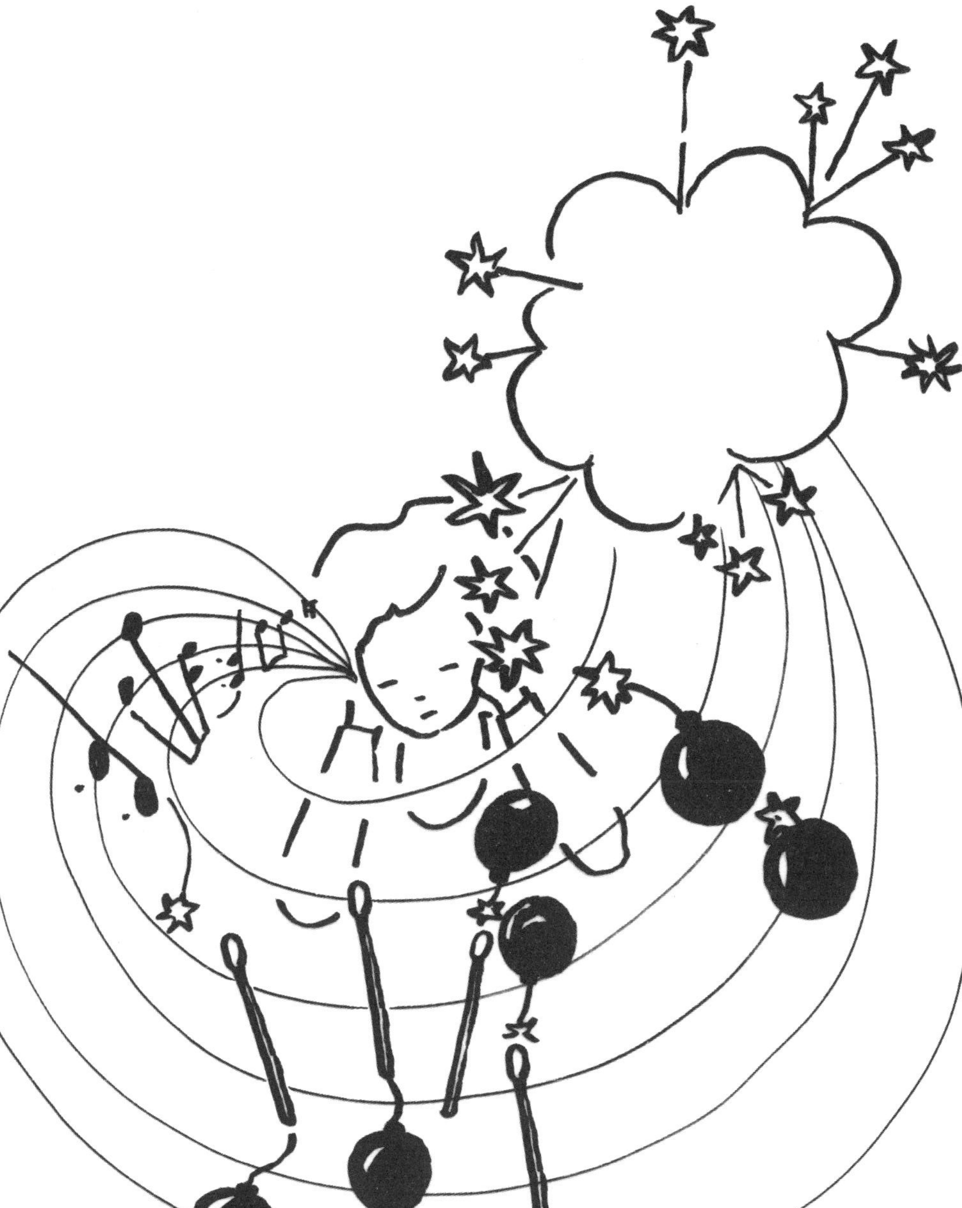

Dass es auch Ohrwürmer sein können,
wusste ich nicht.

Tagsüber im Filmworkshop für geflüchtete Jugendliche hatte ich Probleme, mich verständlich zu machen.

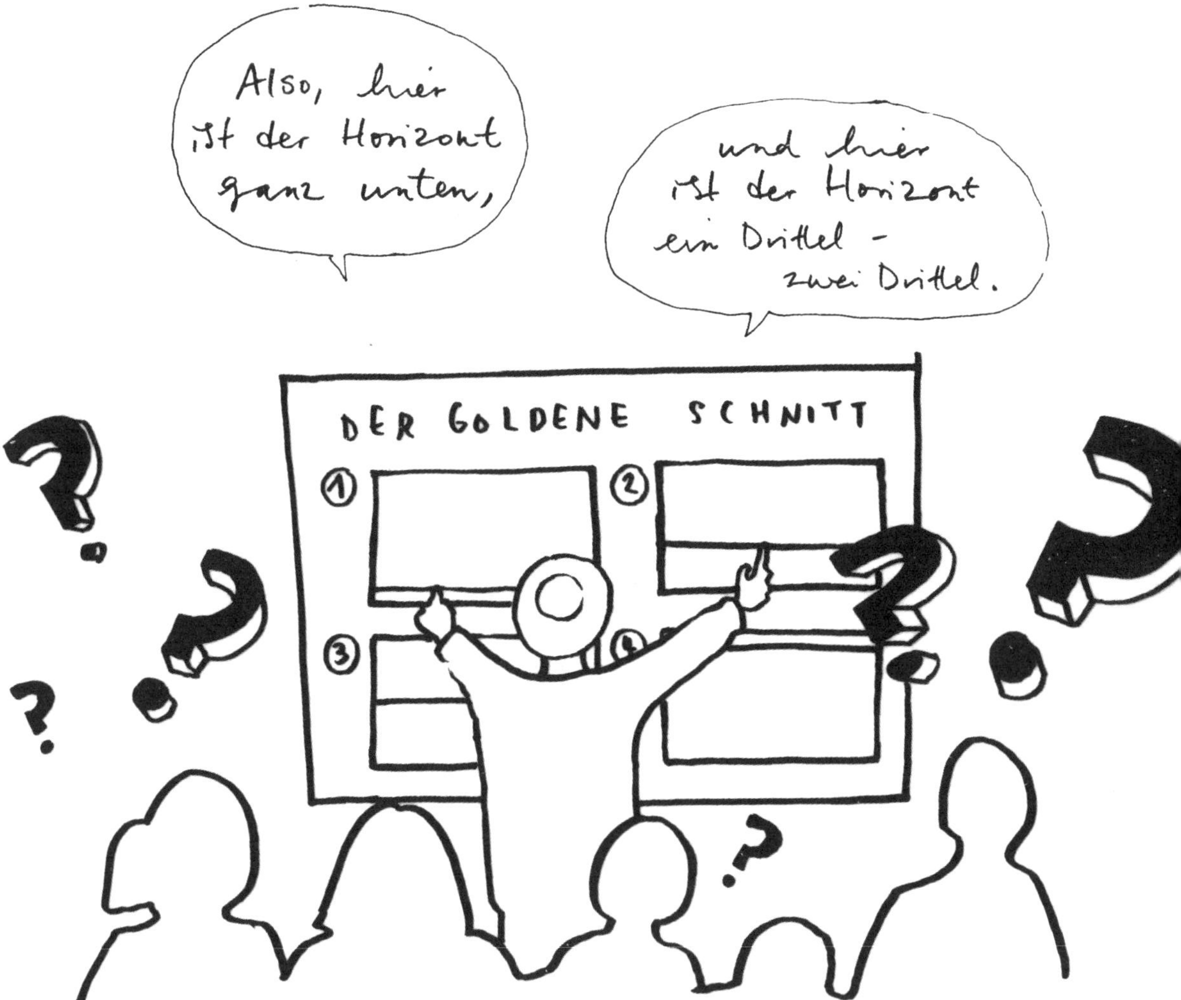
Also, hier ist der Horizont ganz unten,
und hier ist der Horizont ein Drittel – zwei Drittel.
DER GOLDENE SCHNITT
1
2
3
4

»Ein Drittel – zwei Drittel« gehörte anscheinend nicht zum Wortschatz der Jugendlichen.

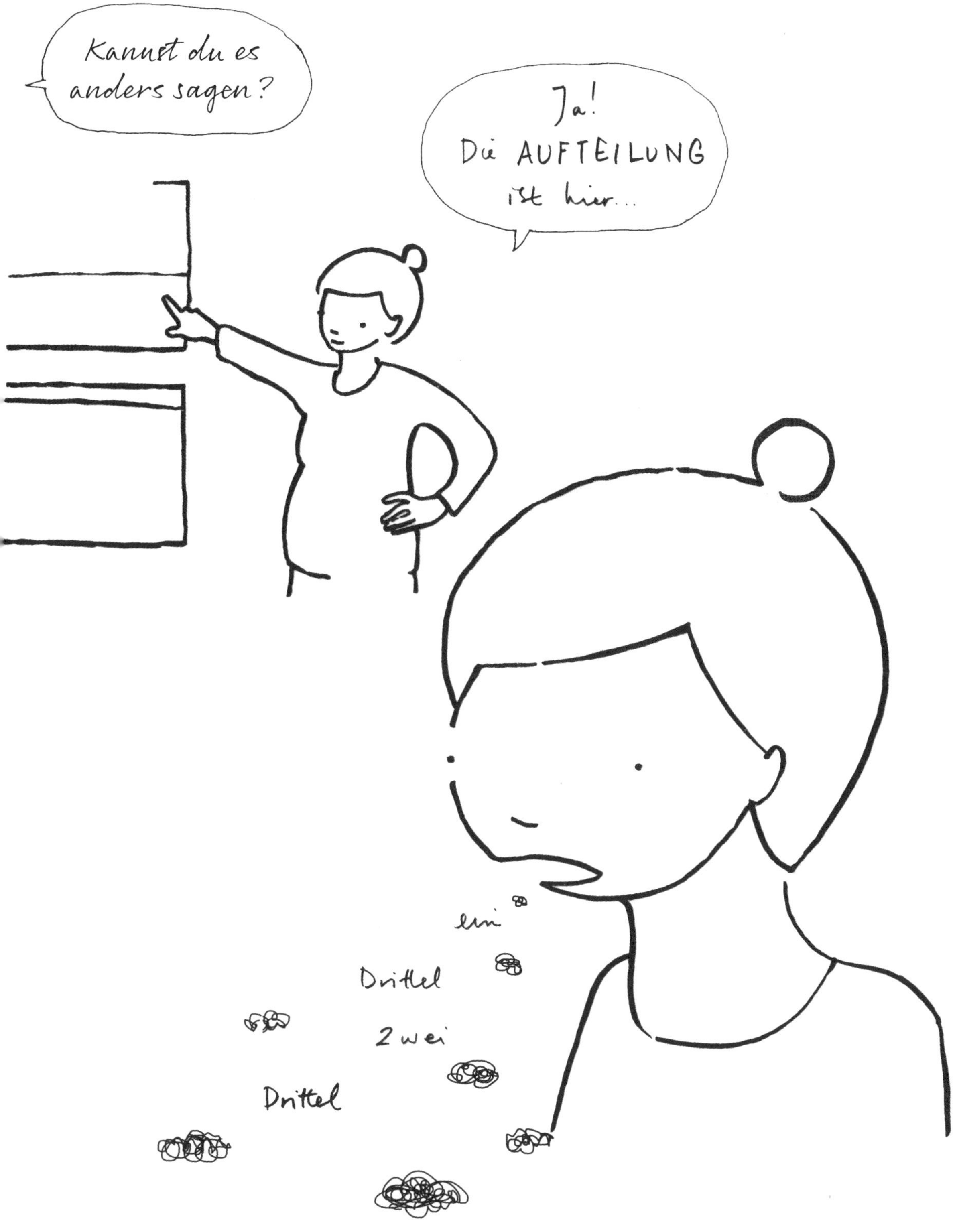
Kannst du es anders sagen?
Ja! Die AUFTEILUNG ist hier…
ein
Drittel
zwei
Drittel

Es kam einfach nichts anderes aus meinem Mund.

Mein Gehirn war wie ein Stadtplan
mit einem Wort in jeder Straße.
Am Satzende angekommen
konnte ich nur zurück
und die Strecke noch einmal fahren.
Alle anderen Abbiegungen
waren blockiert.

Außerdem musste ich laut sprechen,
um zu hören, was ich sage.
Denn auf der Straße lagen Worte,
die ich gar nicht sagen wollte,
die aber immer wieder aus meinem Mund kullerten,
wie Steine, über die ich stolperte.

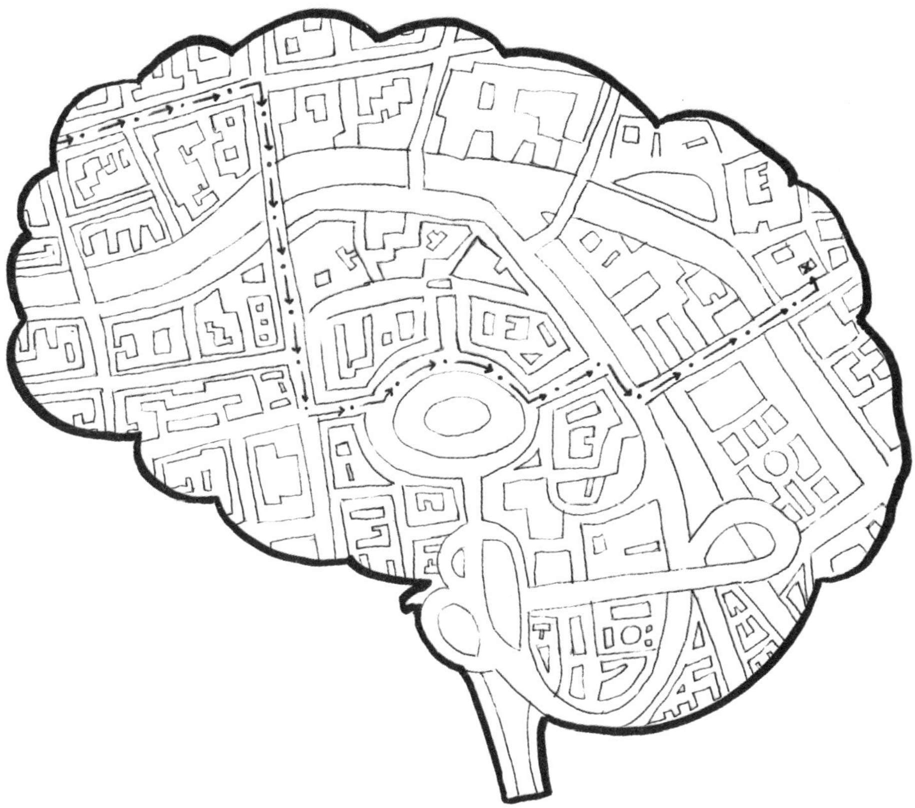

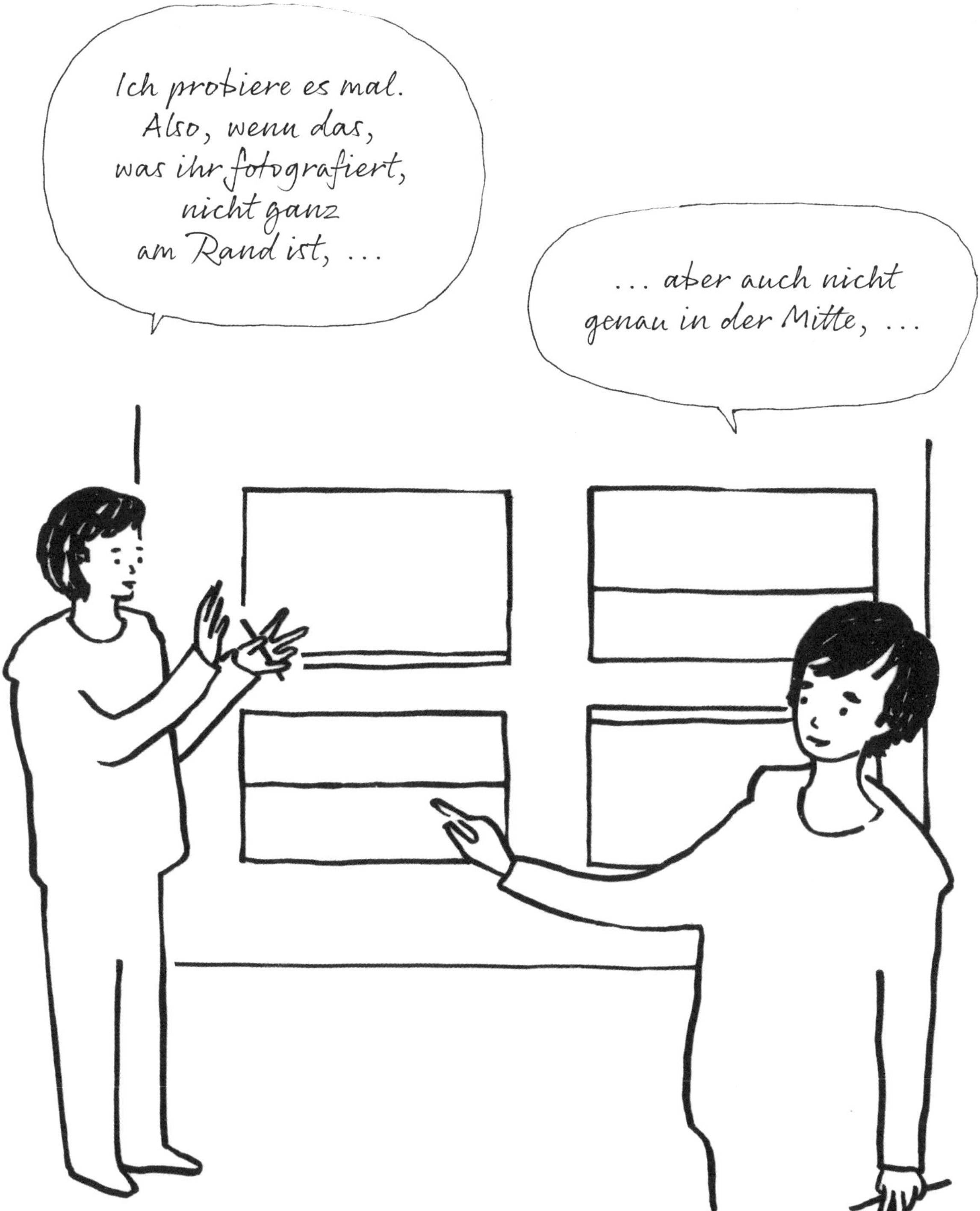
Ich probiere es mal. Also, wenn das, was ihr fotografiert, nicht ganz am Rand ist, …
… aber auch nicht genau in der Mitte, …

Zum Glück war
deine Patentante Eva da,

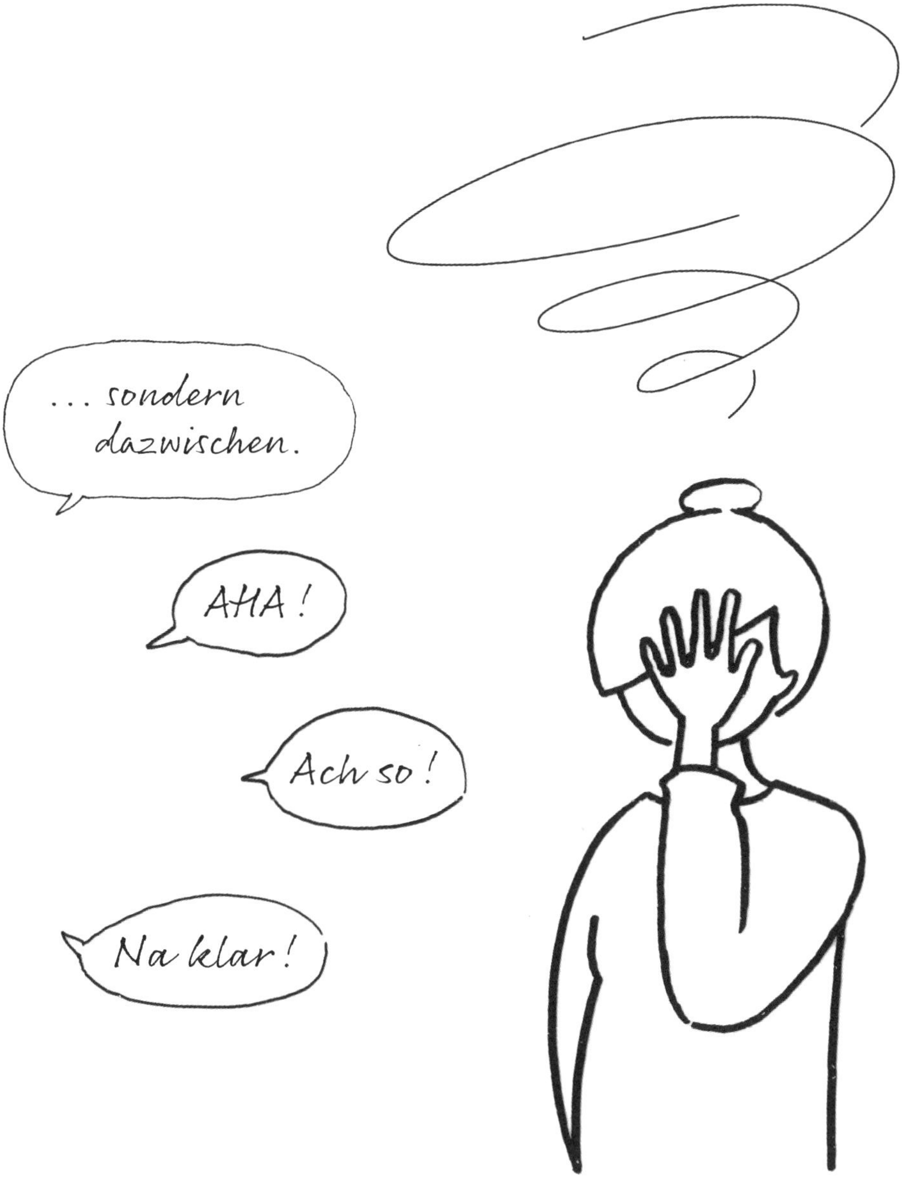

um mich zu retten.

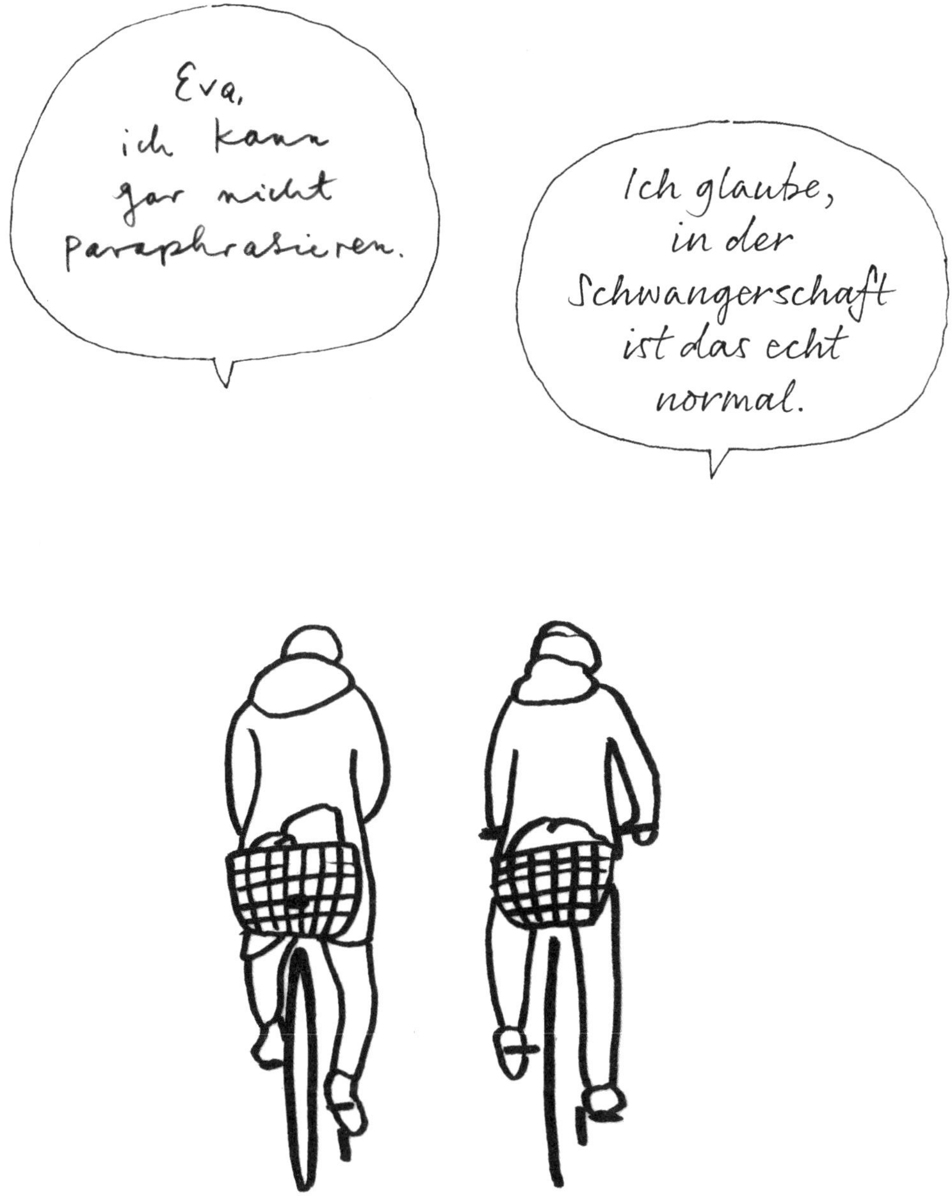
Eva, ich kann gar nicht paraphrasieren.
Ich glaube, in der Schwangerschaft ist das echt normal.

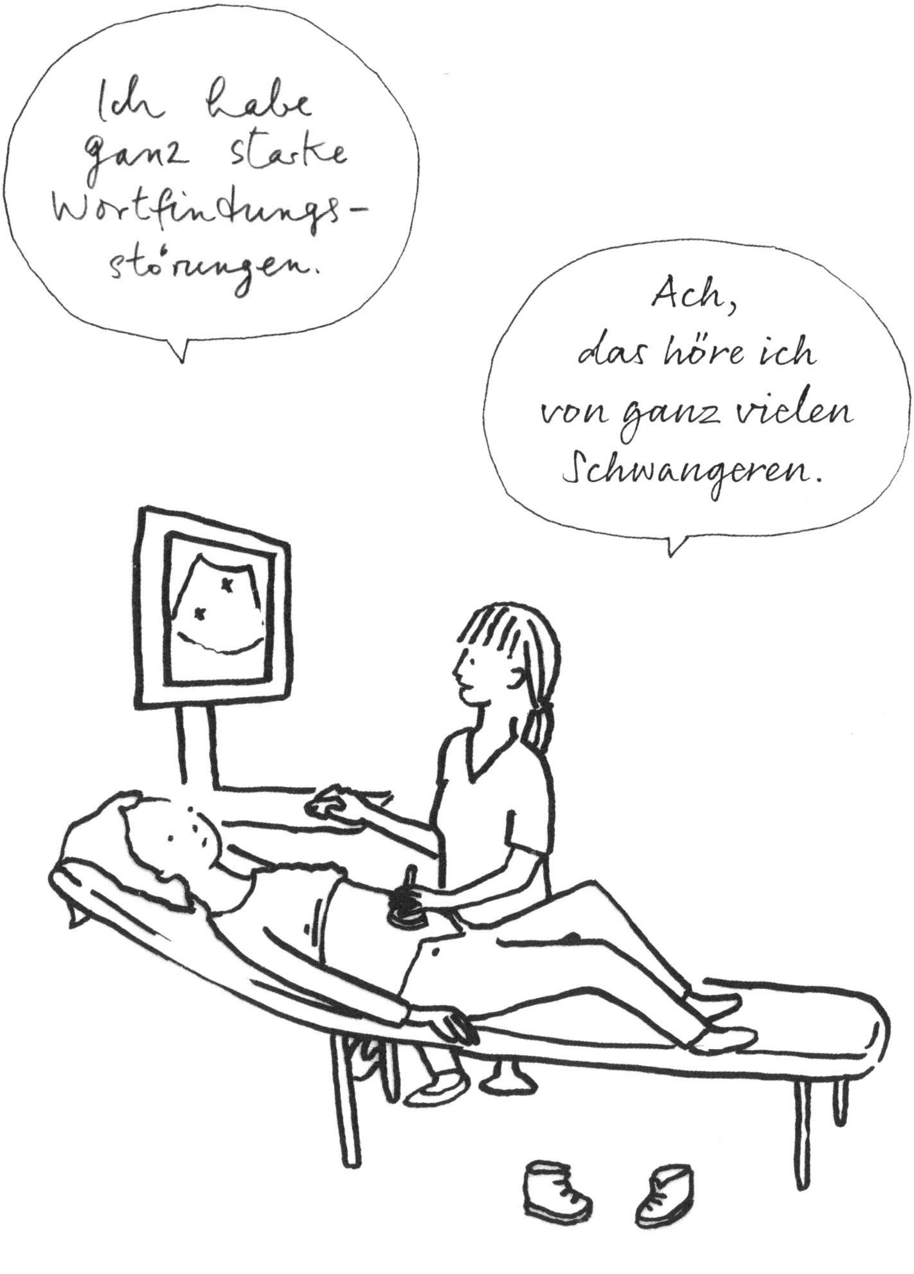

Auch meine Frauenärztin hat das bestätigt.

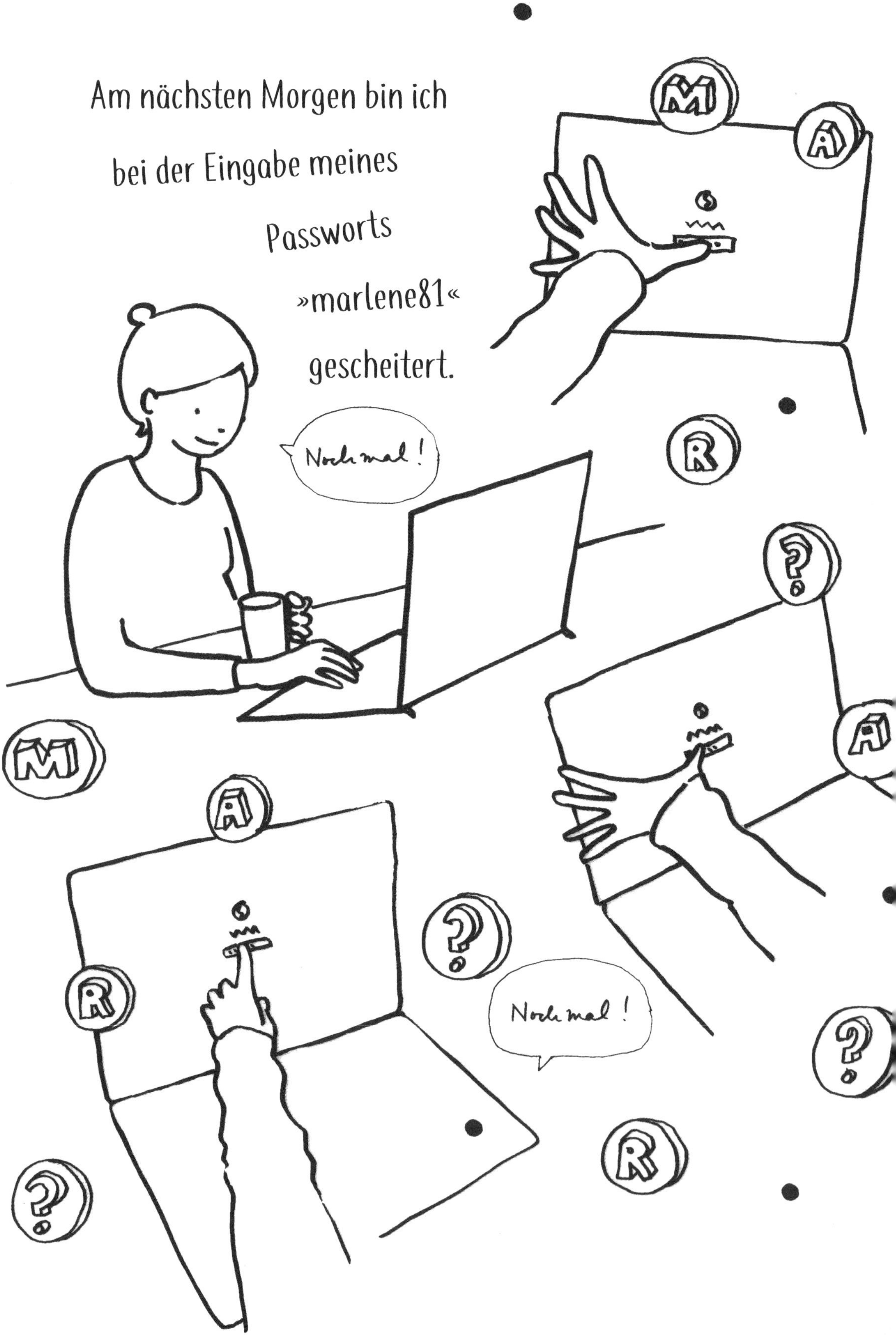
Am nächsten Morgen bin ich bei der Eingabe meines Passworts »marlene81« gescheitert.
Noch mal!
Noch mal!

Ich

konnte

keinen

Zusammenhang

herstellen

zwischen

den Buchstaben,

die ich getippt habe,

und

den Punkten,

die anstelle der Buchstaben

auf dem Bildschirm

erschienen.

Da war mir klar:
Es ist nicht nur die Schwangerschaft.

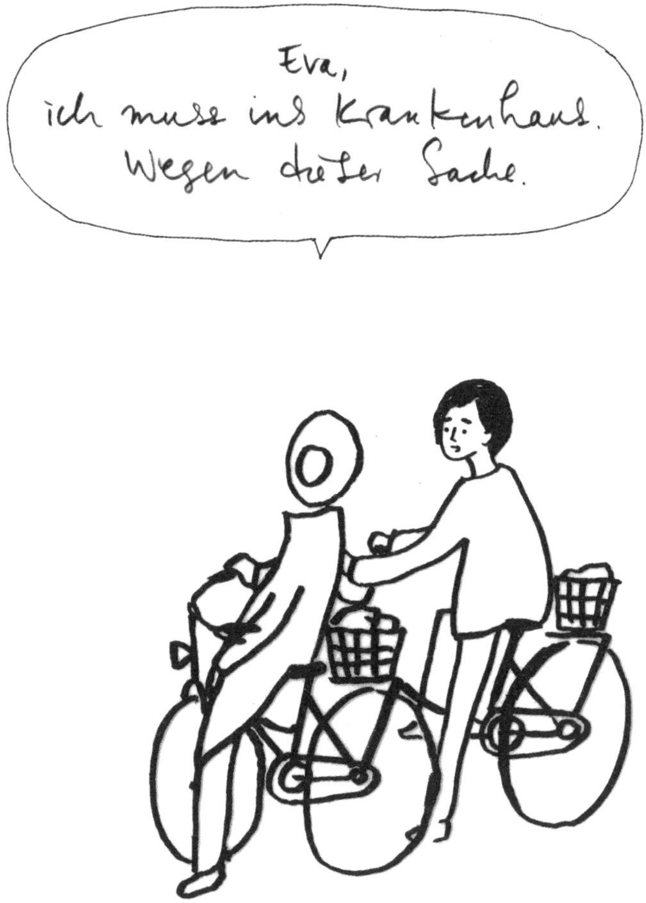

»Diese Sache.«
Besser konnte ich es nicht beschreiben.
Zum Glück war ich in Deutschland und krankenversichert.

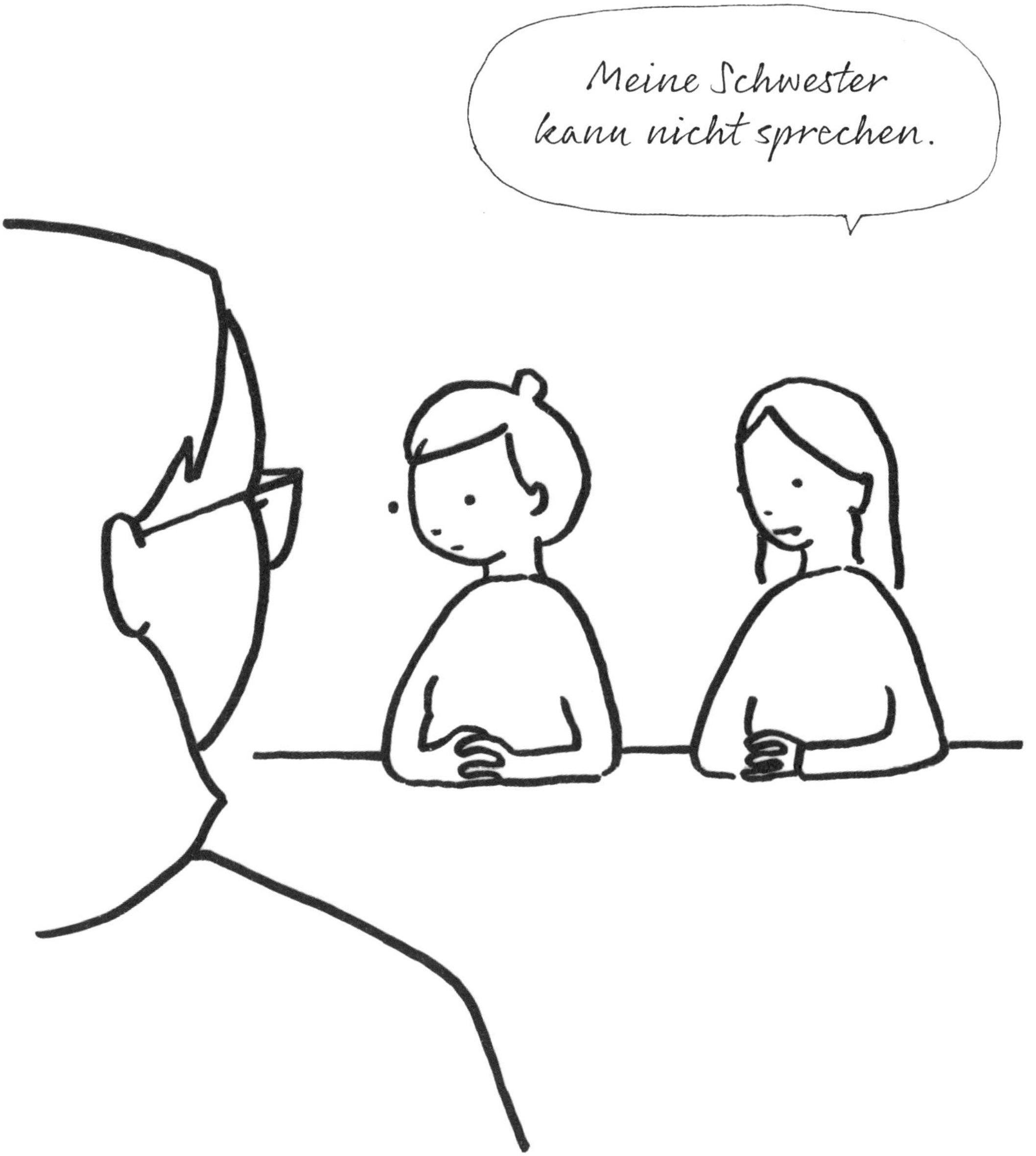

Meine Zwillingsschwester Valerie
kam mit zur Notaufnahme, denn ich hatte
die Kontrolle über meine Sprache verloren.

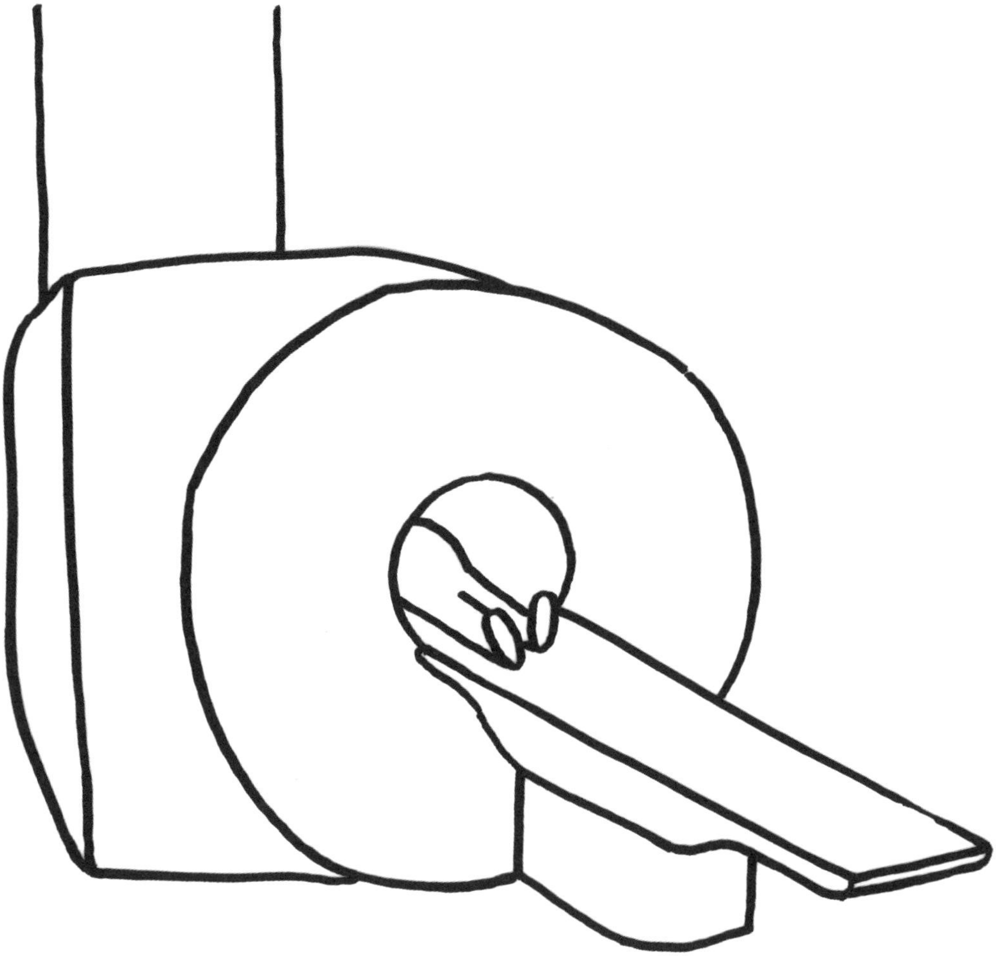

Am nächsten Morgen wurde ein MRT gemacht,
das heißt, mein Kopf wurde gescannt.
In meinem Kopf wurde ein Tumor gefunden, der nicht nur
meine Sprache, sondern auch meine Angst blockierte.

Der Tumor sollte raus
und ich bis dahin im Krankenhaus bleiben.
Jeden Abend stellte sich ein anderer Arzt vor:

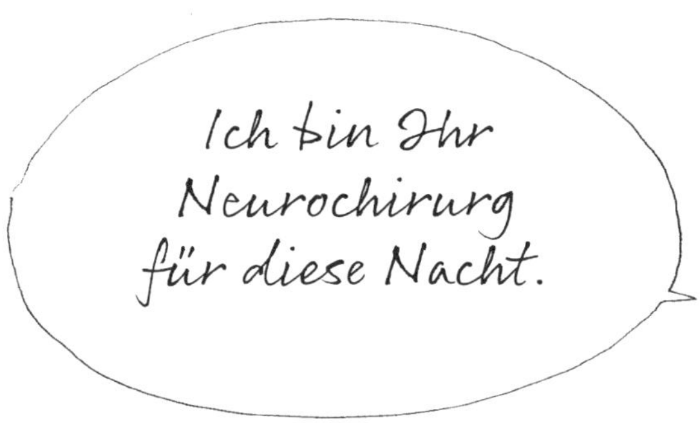

Für diese Woche ist fast meine ganze Familie angereist, und wir alle fanden diesen Satz superwitzig. Auch Tony, der in Libanon festsaß. Tony wollte nie im politischen Westen leben, er hatte nicht einmal ein Visum für Deutschland.

Jeden Tag konnte ich schlechter sprechen, und meine rechte Seite wurde schwächer. Als ich unterschreiben sollte, dass ich operiert werden durfte, konnte ich den Stift nicht mehr halten.

Doch ich kam gar nicht auf die Idee, Angst zu haben. Nicht vor dem Tumor, nicht vor der Operation, vor nichts.

Wie durch ein Wunder
schaffte dein Baba es am Tag vor der OP
mit einem Notfallvisum nach Deutschland.
Ohne Kontakte wäre das niemals möglich gewesen.
Am Abend durfte er bei mir im Krankenhaus bleiben.

Das hat mich vor einem Rollstuhl
und damit der Pflegebedürftigkeit bewahrt:

Denn meine rechte Seite fiel in dieser Nacht komplett aus.

Tony konnte noch sprechen und meinen Neurochirurgen für
die Nacht rufen, den brauchte ich jetzt tatsächlich.
Der kam und hat mich gleich mitgenommen.
Jetzt ging's zur Notoperation.

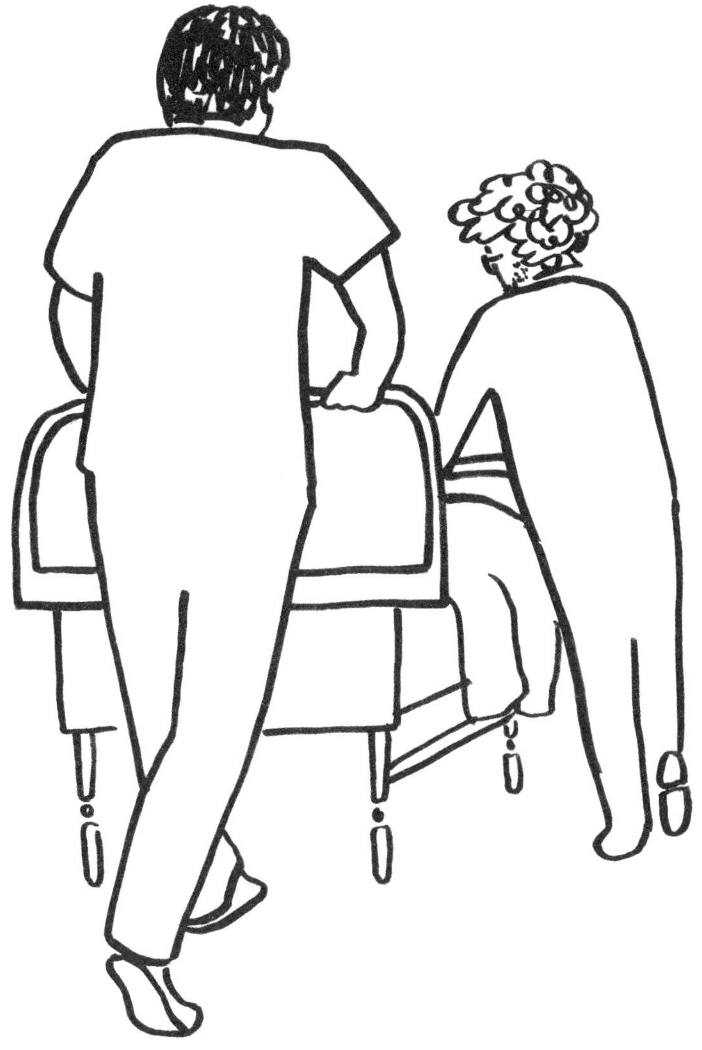

Sprache kommt wieder,
Lähmungen bleiben, wurde uns erklärt.

Der Arzt weckte mich, um zu testen,
ob ich meine rechte Seite bewegen konnte.
Ich konnte es nicht, war aber so überzeugt von meinen
Fähigkeiten, dass ich behauptet habe, die Hand schon
bewegt zu haben. Später ging es tatsächlich.
Meine rechte Seite war gerettet, jetzt
musste nur noch der Tumor raus.

Meine ersten beiden Vollnarkosen
waren auch deine ersten Vollnarkosen.

Beim Aufwachen und beim Ultraschall
war es schön, dass Tony da war.
Nach jeder OP kam eine Frauenärztin,
um uns zu zeigen, dass du noch lebst.

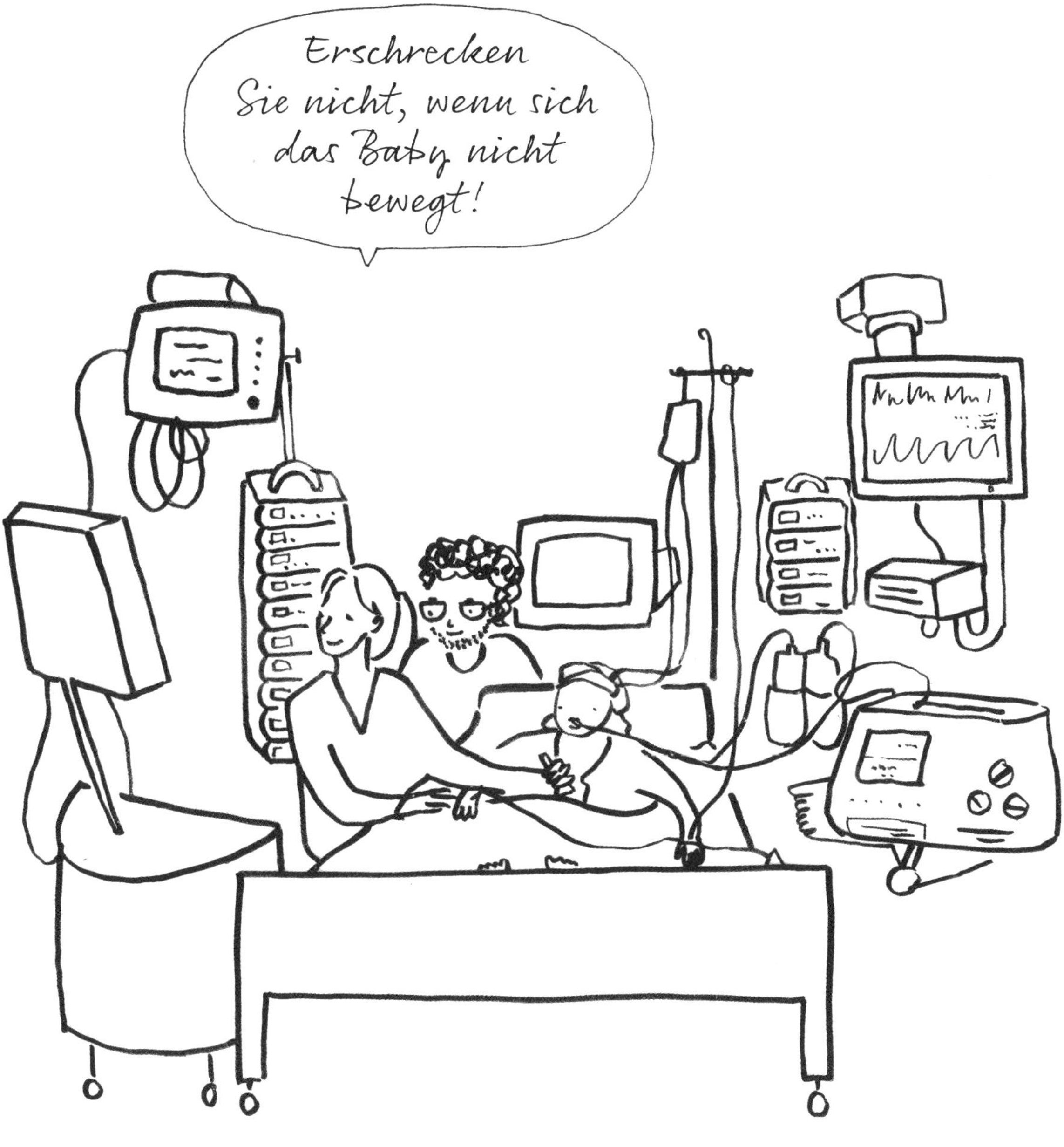

Aber du hast ganz munter
Purzelbäume geschlagen, oder
Rolley-Bollies gemacht, wie du sagen würdest.
Eine Woche blieb zur Erholung, dann kam die Diagnose.

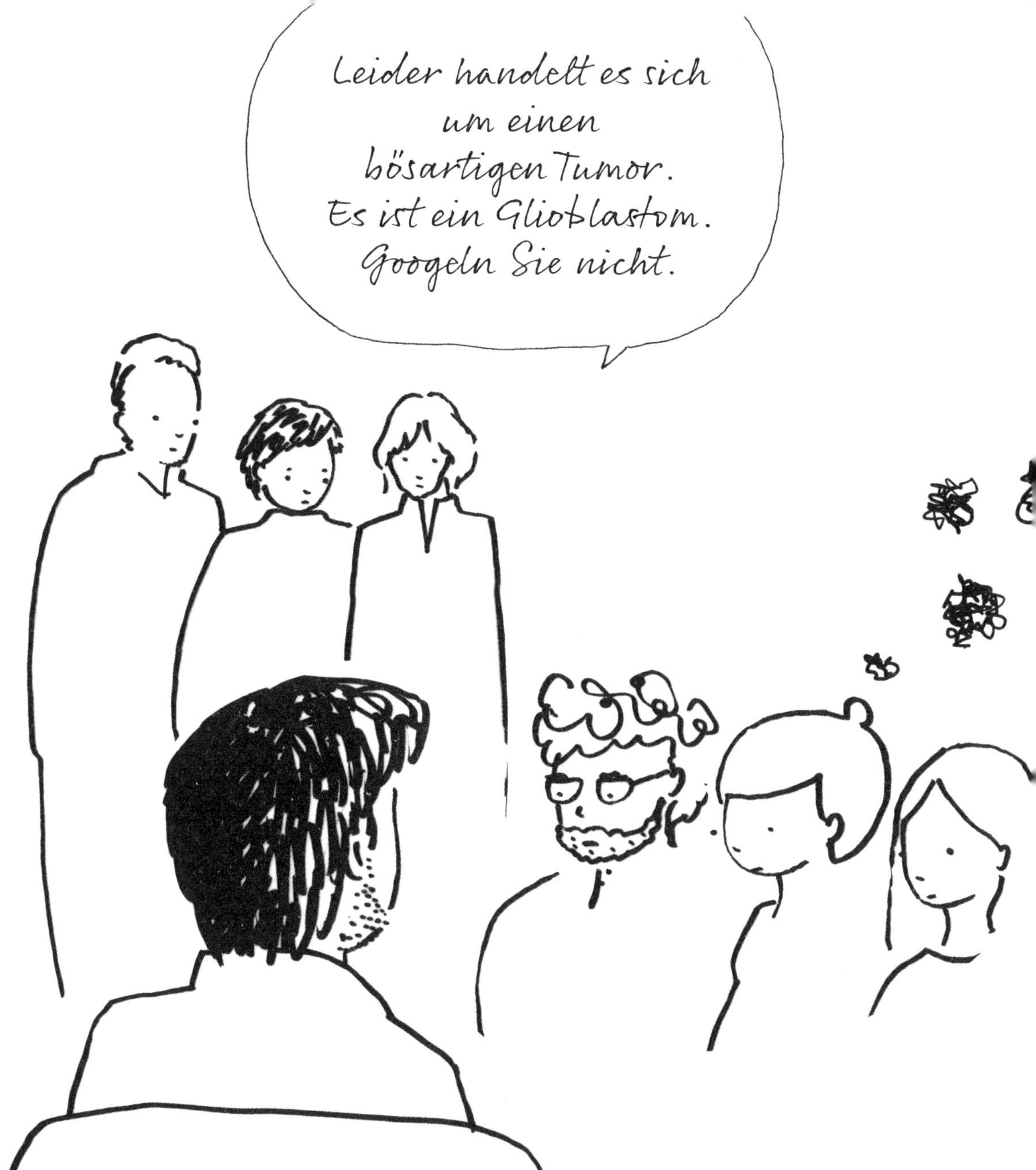
Leider handelt es sich um einen bösartigen Tumor. Es ist ein Glioblastom. Googeln Sie nicht.

Das Wichtigste, dachte ich, wüsste ich
eh schon, denn es ist der Titel eines Films,
für den ich den Trailer geschnitten habe.

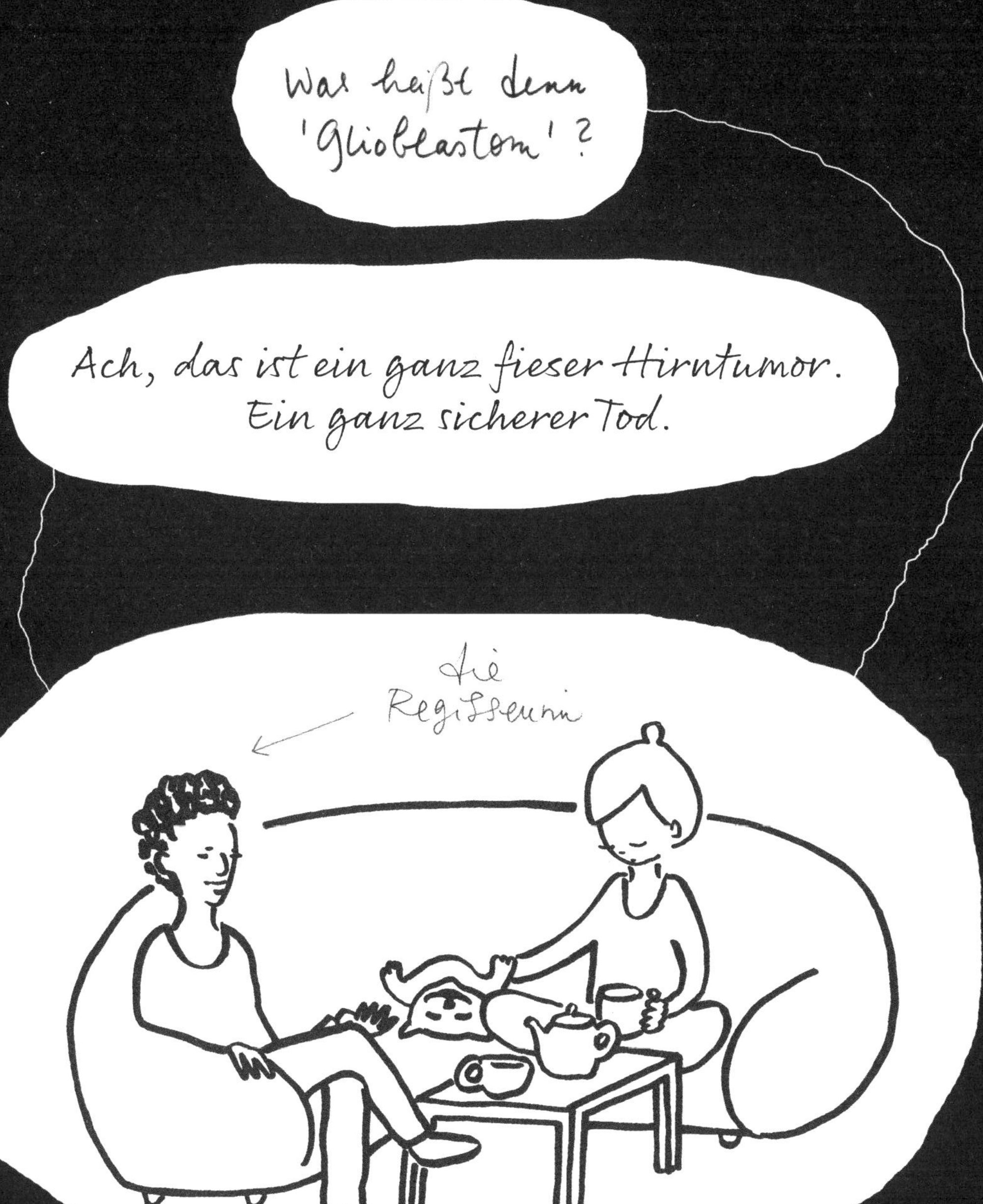
Was heißt denn 'Glioblastom'?
Ach, das ist ein ganz fieser Hirntumor. Ein ganz sicherer Tod.
die Regisseurin

Was ich nicht ahnte, war, wie
unterschiedlich die Krankheitsverläufe sein können.
Meine Onkologin ahnte es anscheinend auch nicht.

Wir kamen zu ihr,
um die Chemotherapie erklärt zu bekommen,
aber sie hat uns ganz andere Dinge erklärt.

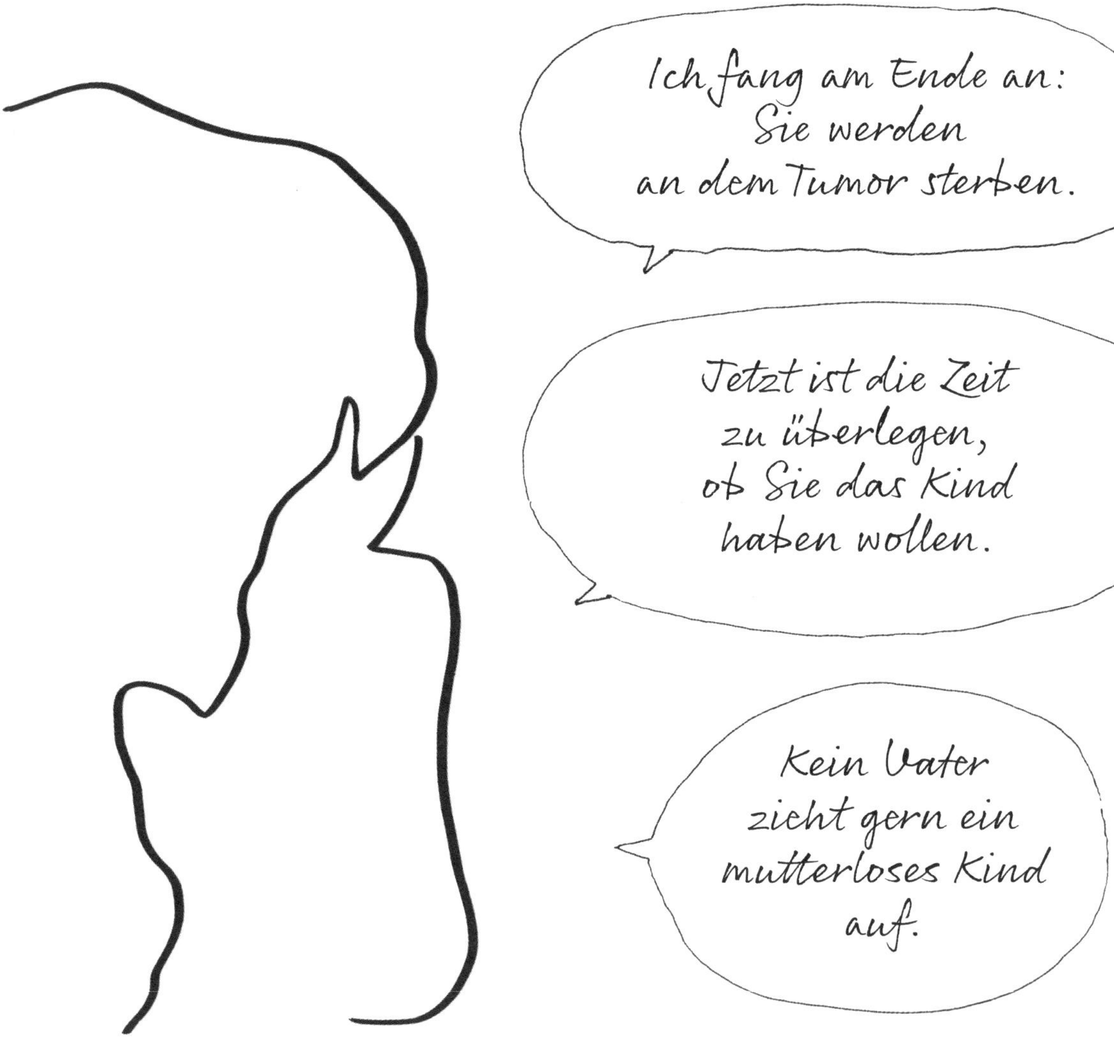
Ich fang am Ende an: Sie werden an dem Tumor sterben.
Jetzt ist die Zeit zu überlegen, ob Sie das Kind haben wollen.
Kein Vater zieht gern ein mutterloses Kind auf.

Vor deinem Baba, meiner Mutter
und all meinen Geschwistern hat sie dich
ein mutterloses Kind genannt.

Dich abzutreiben kam nicht in Frage.

Wenn ich schon sterben muss,
sollst du wenigstens leben.
Du, Teil von mir,
du sollst leben.

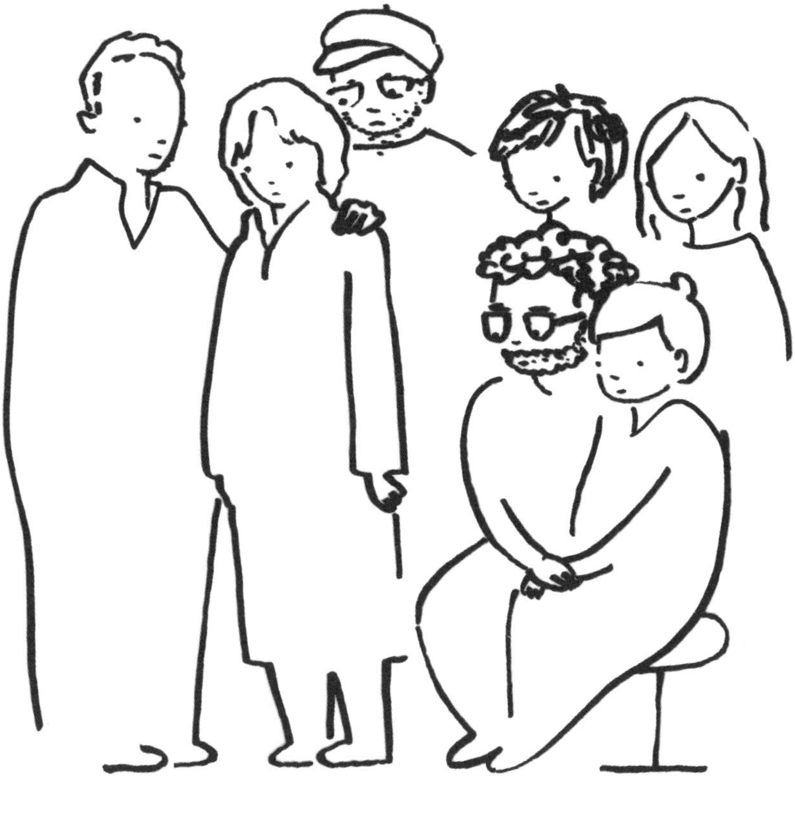

Abends kam mein Hausarzt vorbei.
Er sah die Hoffnungslosigkeit in unseren Augen und sagte:

Vergesst nicht:
Es passieren Wunder.

Zurück zu Hause fand ich eine Anfrage,
die ich gerne angenommen hätte.

Meine Filmhochschule

Hi Marlene,
hast du evtl Zeit, für unseren HFF Kollegen Flo einen Trailer zu schneiden? Eigentlich wollte ich das machen, aber habe in den nächsten Wochen leider keine Zeit ...
Gruß Christoph

Egal, warum du keine Zeit hast, es ist nicht so 'leider' wie bei mir!

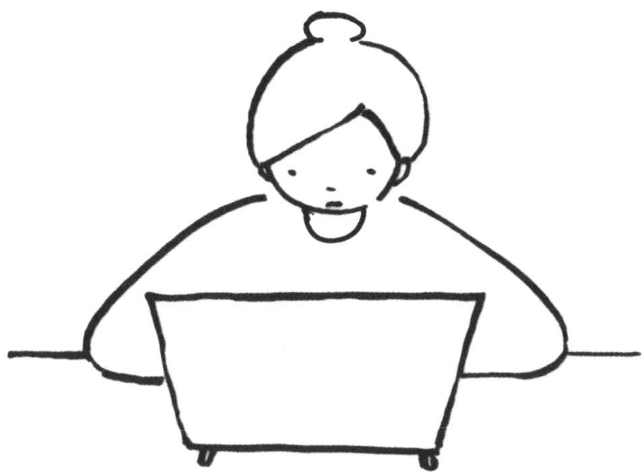

Wir hatten gedacht, nach der Operation sei der Spuk vorbei und wir könnten zurück nach Libanon.
Doch wir mussten in Berlin bleiben,
und Paula kam erst mal bei Tonys Mutter unter.

Wir haben gelernt:
»Nach der OP ist vor der Chemo«,
mit Zeit zur »Erholung« dazwischen.

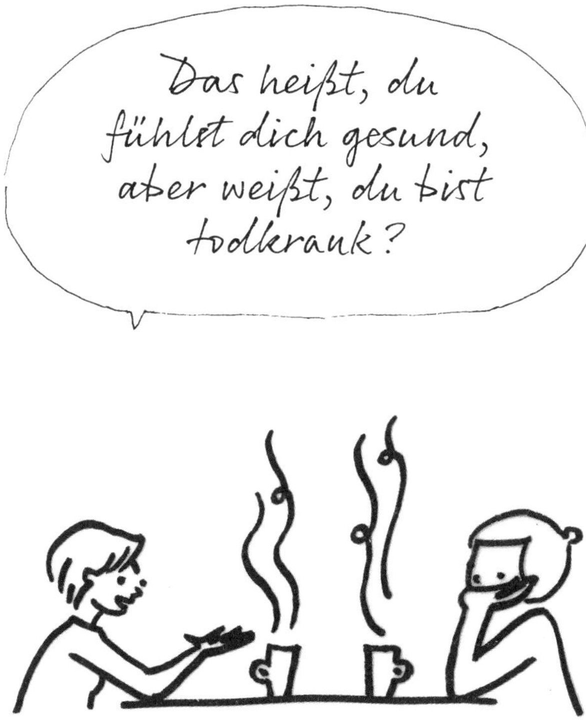
Das heißt, du fühlst dich gesund, aber weißt, du bist todkrank?

Soll sich mal jemand erholen in der Situation.
Mir wurde bewusst, dass ich meine Lebenszeit damit verschwendet habe, mich nicht schön genug zu finden, und dabei übersehen hatte, was mein Körper alles konnte: Fußball spielen, zeichnen, reisen, tanzen, Filme schneiden – das war mir mal alles nicht genug.

Es gab
zwei Seiten in mir:

1. Marlene, die Schwache

Ich werde Sterben!

**Wolltst endlich sonder Grämen
Aus dieser Welt uns nehmen
Durch einen sanften Tod …**

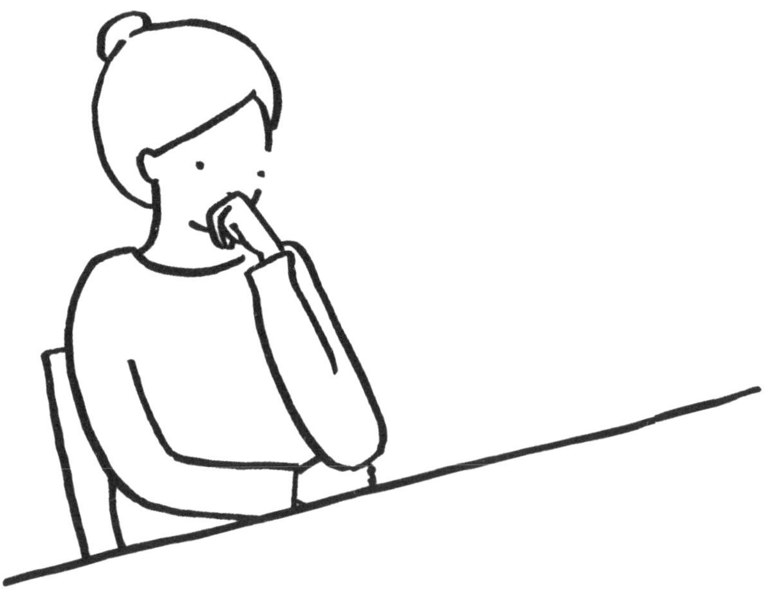

Jetzt konnte ich
das Abendlied verstehen.

ERHOLUNG

↓

RADIOCHEMO

↓

♡ Geburt ♡

↓

ERHALTUNGS-
THERAPIE

↓

DER TUMOR
WÄCHST
WIEDER

↓

To

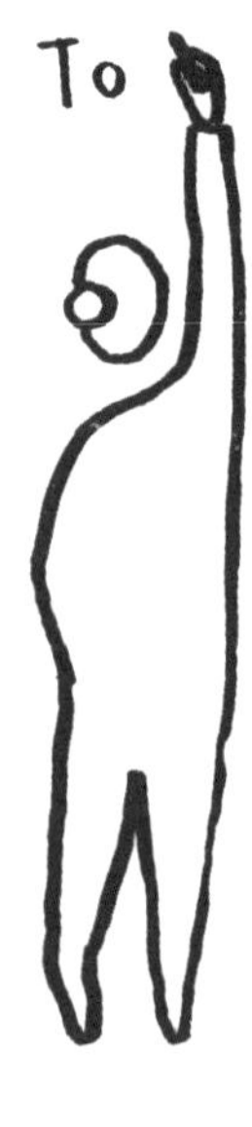

Und aber auch:

2. Marlene, die Starke

Ich bin noch nie gestorben!

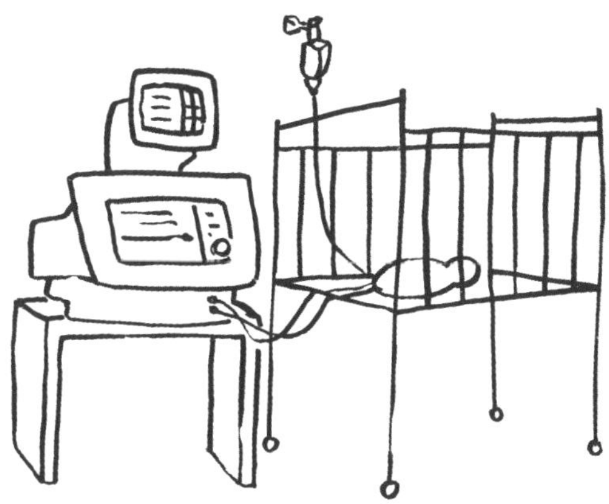

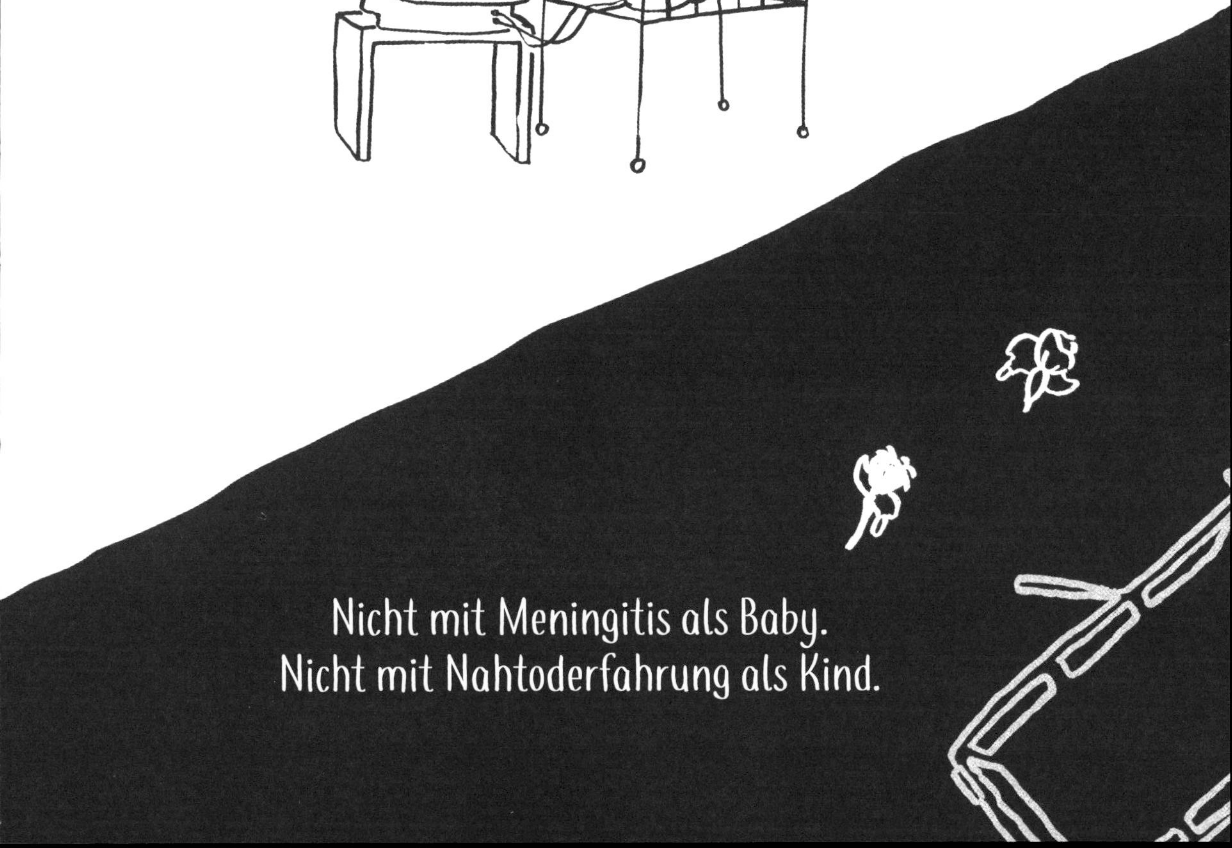
Nicht mit Meningitis als Baby.
Nicht mit Nahtoderfahrung als Kind.

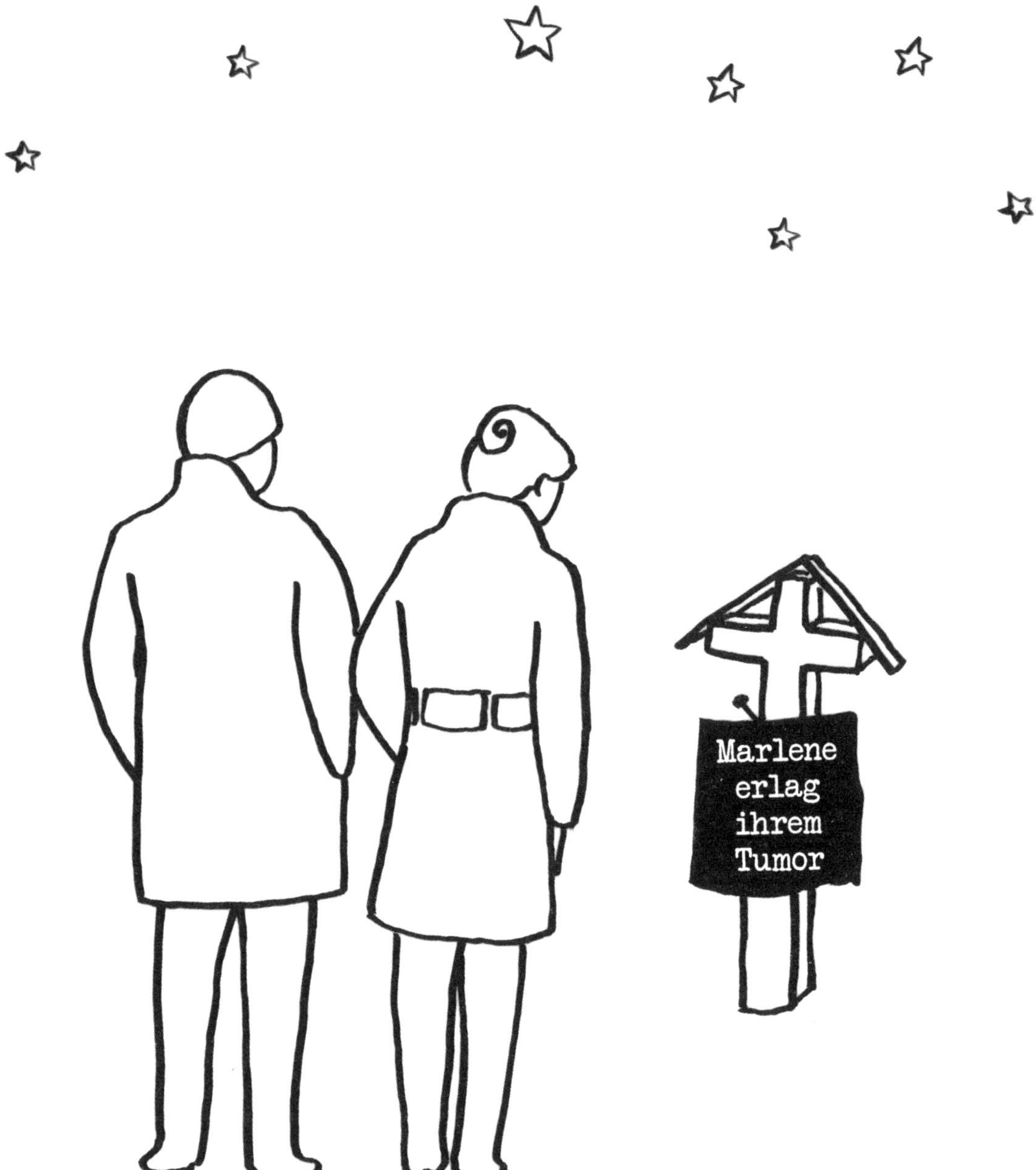

Wenn ich jung sterbe,
will ich nicht als Verliererin gesehen werden.

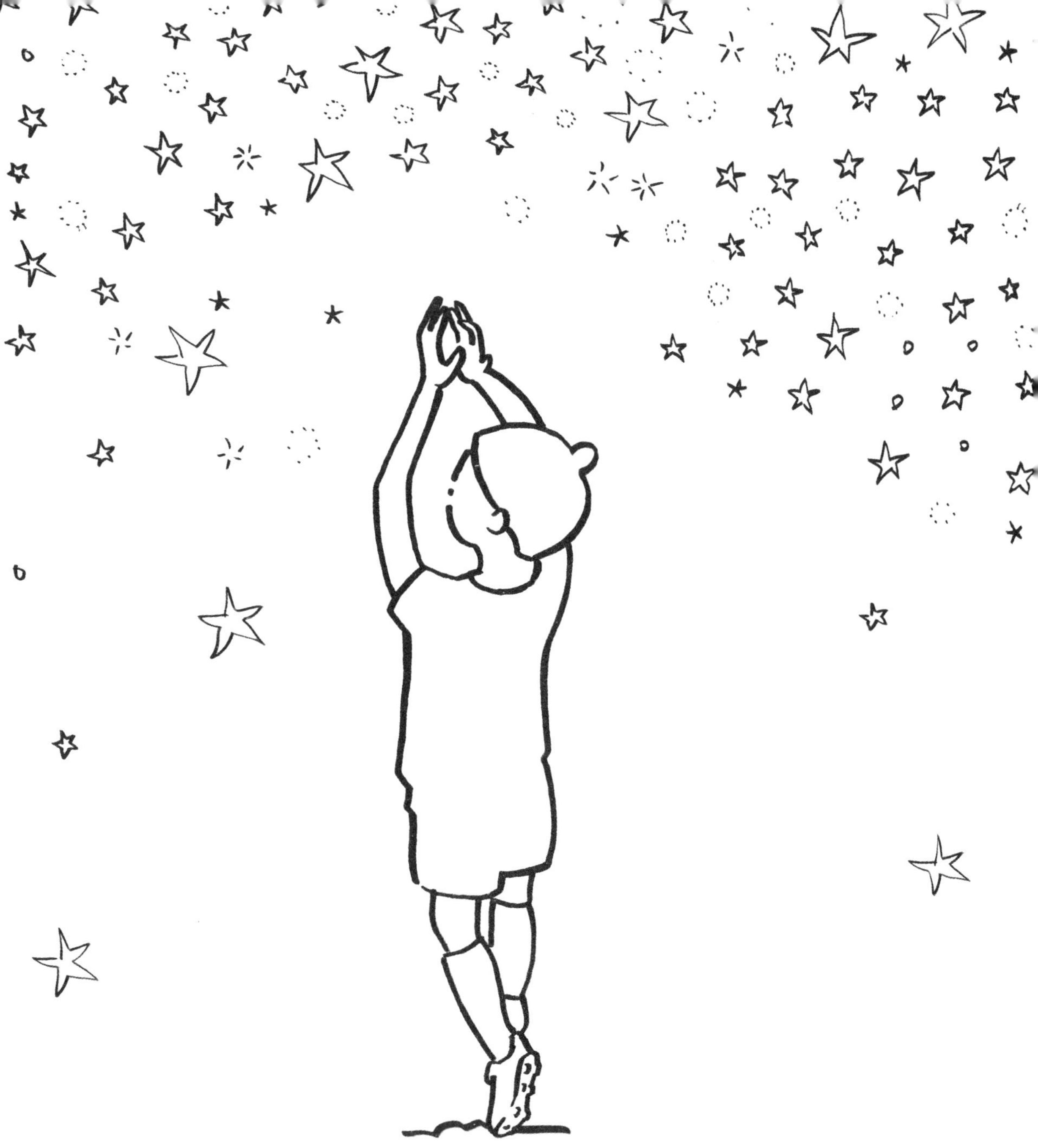

Ich will vom Spielfeld genommen werden
wie ein Fußballstar, für einen Extra-Applaus.

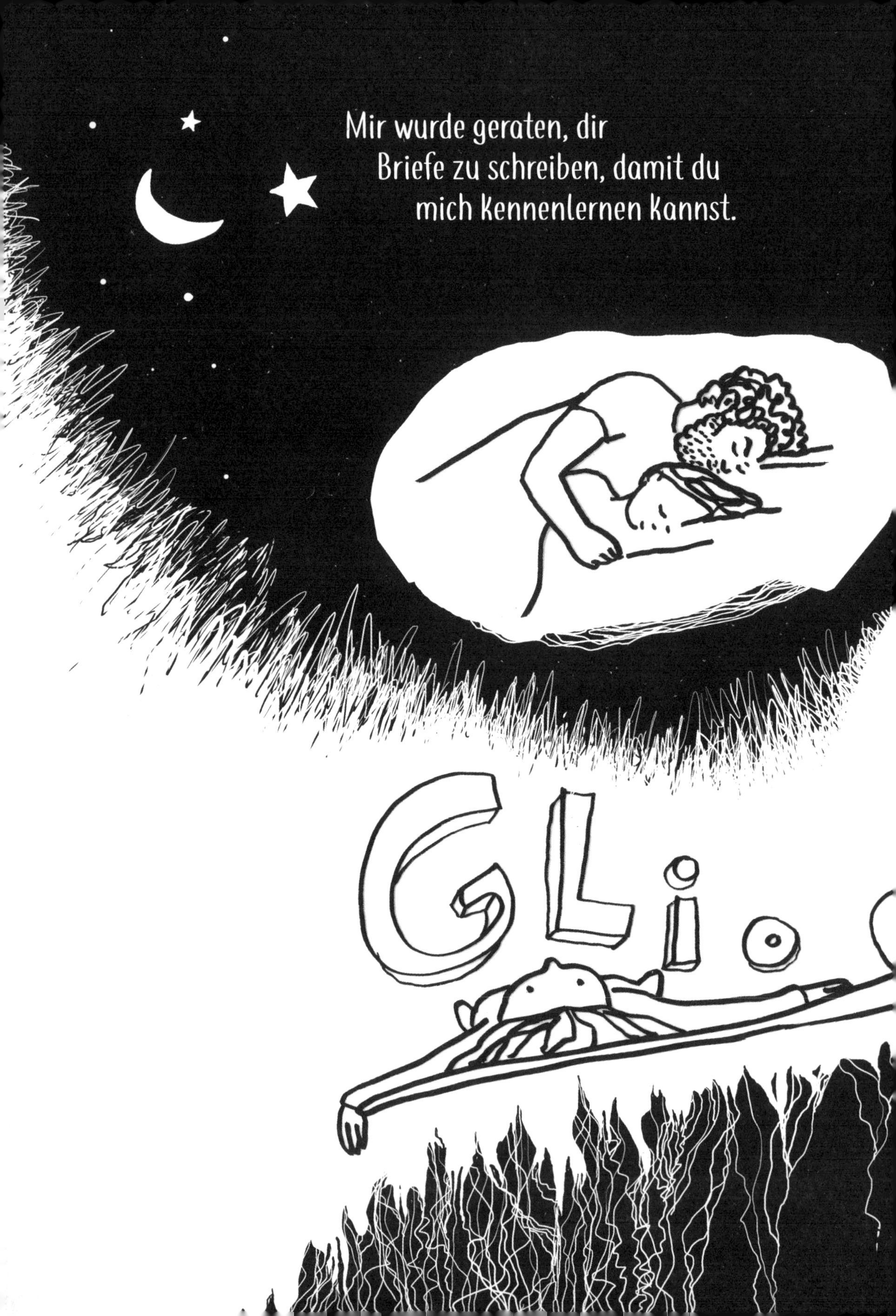
Mir wurde geraten, dir Briefe zu schreiben, damit du mich kennenlernen kannst.

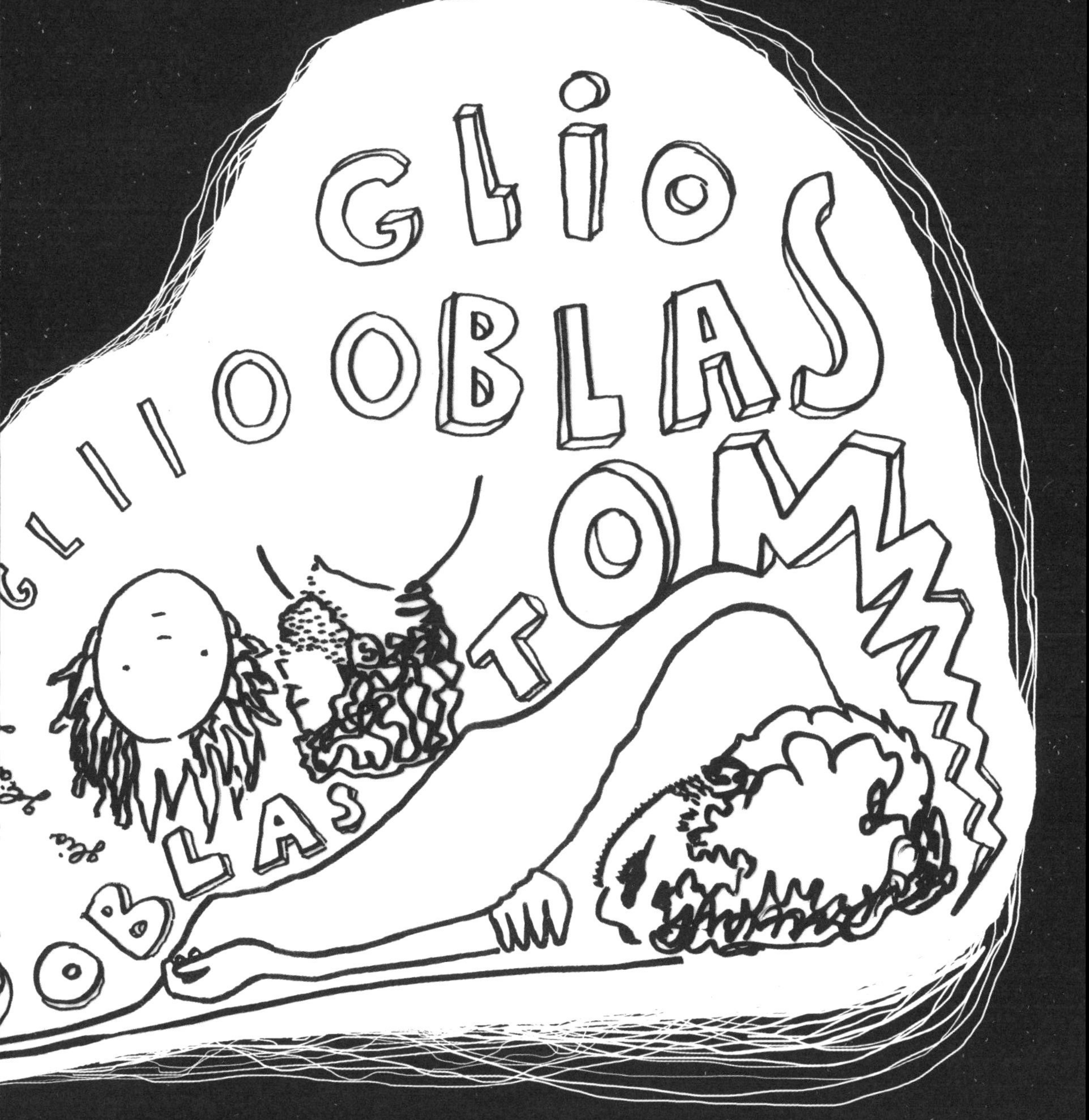

Das war kein schöner Gedanke,
und ich habe es auch nicht gemacht.

Zum Glück gab es diese Erklärfilme,
mit denen ich mir beweisen konnte,
dass mein Gehirn noch funktioniert.

Die Videos waren eine Miniproduktion,
wie gemacht für meine neuen Unsicherheiten.

Tony und ich haben uns eine Geschichte ausgedacht,
ich habe Dialoge geschrieben, Sprecher·innen angeschrieben,
Tonaufnahmen organisiert und Tony Feedback zu den Charakteren
gegeben, die er entworfen hat.

Das konnte ich also alles noch.

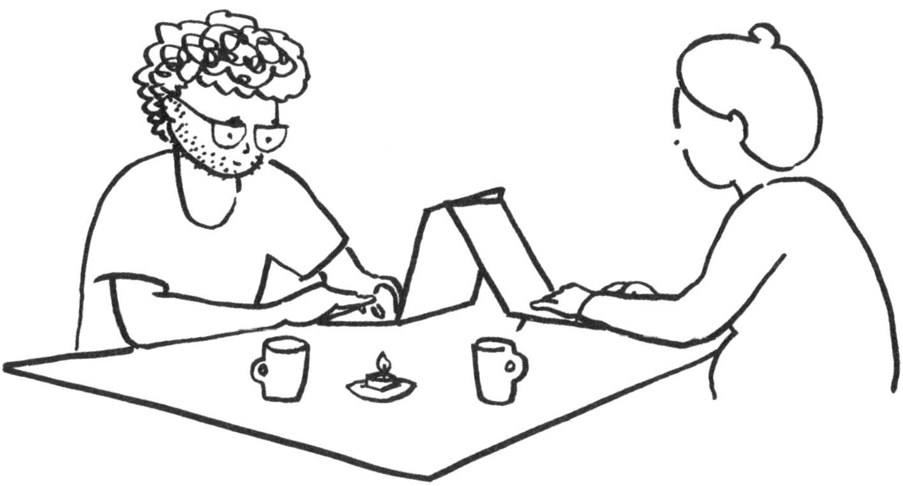

Die Auftraggeberin wusste,
dass ich bald Chemo und Bestrahlung
machen musste, und bot uns an, die Erklärfilme
abzusagen. Wir aber brauchten dieses Projekt für ein
bisschen Normalität im plötzlich nicht mehr normalen Alltag.

Meine Überlebenszeit ist am längsten, wenn
die erste Therapie vollständig durchgeführt werden kann,
eine einfache Erkältung würde das nicht zulassen.
November, Dezember und Januar in Berlin,
ohne uns zu erkälten? Das haben wir geschafft,
indem wir in der sogenannten Erholungszeit
konsequent Menschenmengen gemieden haben:
keine Supermärkte, keine Öffis,
ich durfte sogar nur gefahren werden,
nicht selbst Auto fahren, weil ich nach der OP
als »epilepsiegefährdet« galt.

Tony und ich
haben uns nur mit Masken rausgetraut,
es war vor Corona und die Maske
noch nicht salonfähig.

Zum Glück hatten wir viele Freunde und Familie,
die alles gemacht haben und hätten, um uns zu unterstützen.

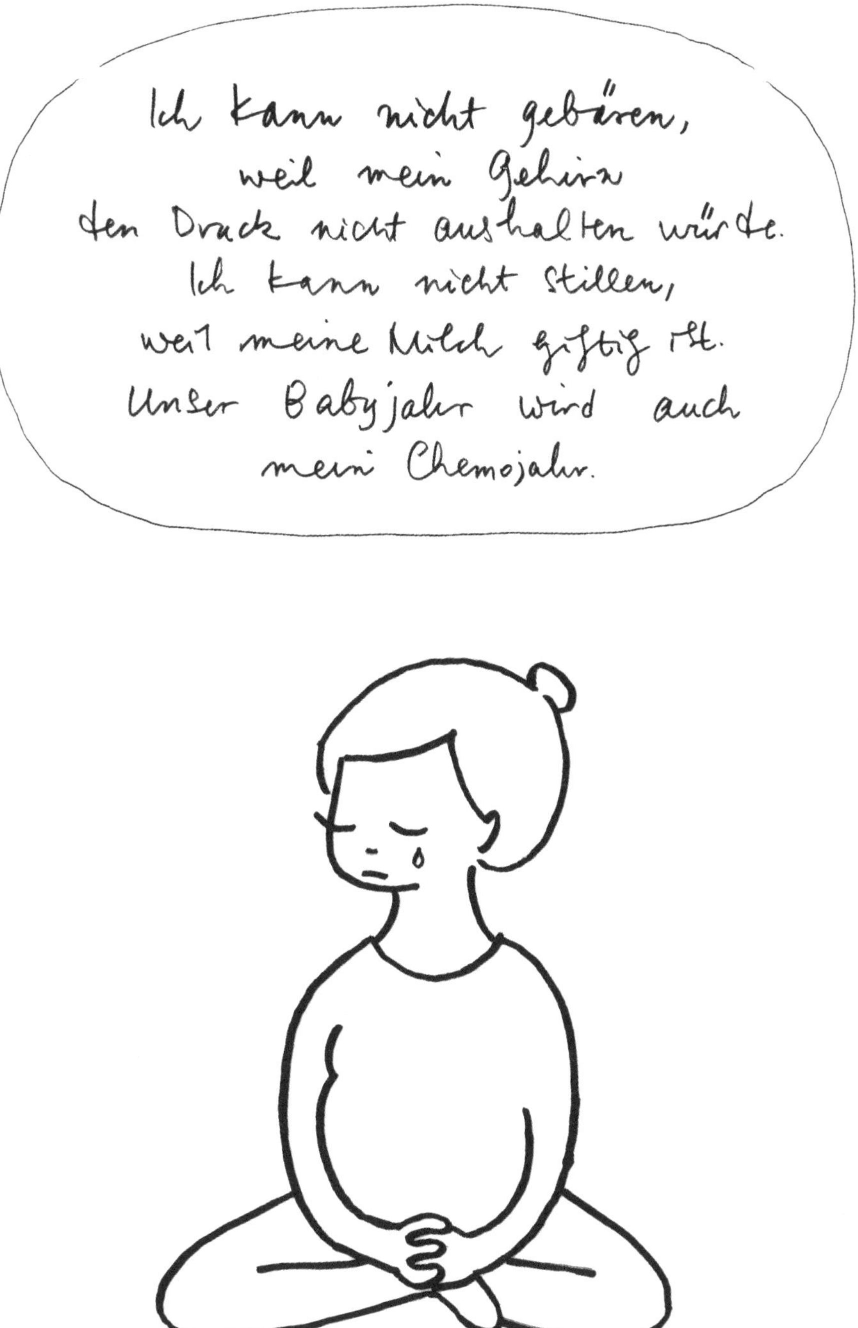
Ich kann nicht gebären, weil mein Gehirn den Druck nicht aushalten würde. Ich kann nicht stillen, weil meine Milch giftig ist. Unser Babyjahr wird auch mein Chemojahr.

An meinen Ängsten wollte ich dich auf keinen Fall teilhaben lassen. Immer, wenn sie kamen, habe ich meditiert. Das hat uns beiden geholfen.

Ich hatte so viel Angst,
dabei war ich immer davon überzeugt,
dass, wenn uns etwas Schlimmes passiert,
das Leben uns so gut es kann
darauf vorbereitet hat.

Vieles hat mir Kraft gegeben:
Die Paulavideos, die Tonys Mutter geschickt hat,
mit dir schwanger zu sein,
dass Tony immer bei mir war,
dass dein Fötus genau richtig weit entwickelt war,
um die Behandlungen in meinem Bauch mitzumachen.
Wäre der Tumor nur zwei Wochen früher gewachsen,
wäre alles anders gewesen.

Auch mein Hausarzt hat mir Mut gemacht:
Eine Patientin von ihm, Daniela, lebt
seit 1989 mit einem Glioblastom.
Über sie wollte ich alles wissen,
hatte aber erst mal genug
Fragen zum Tumor.

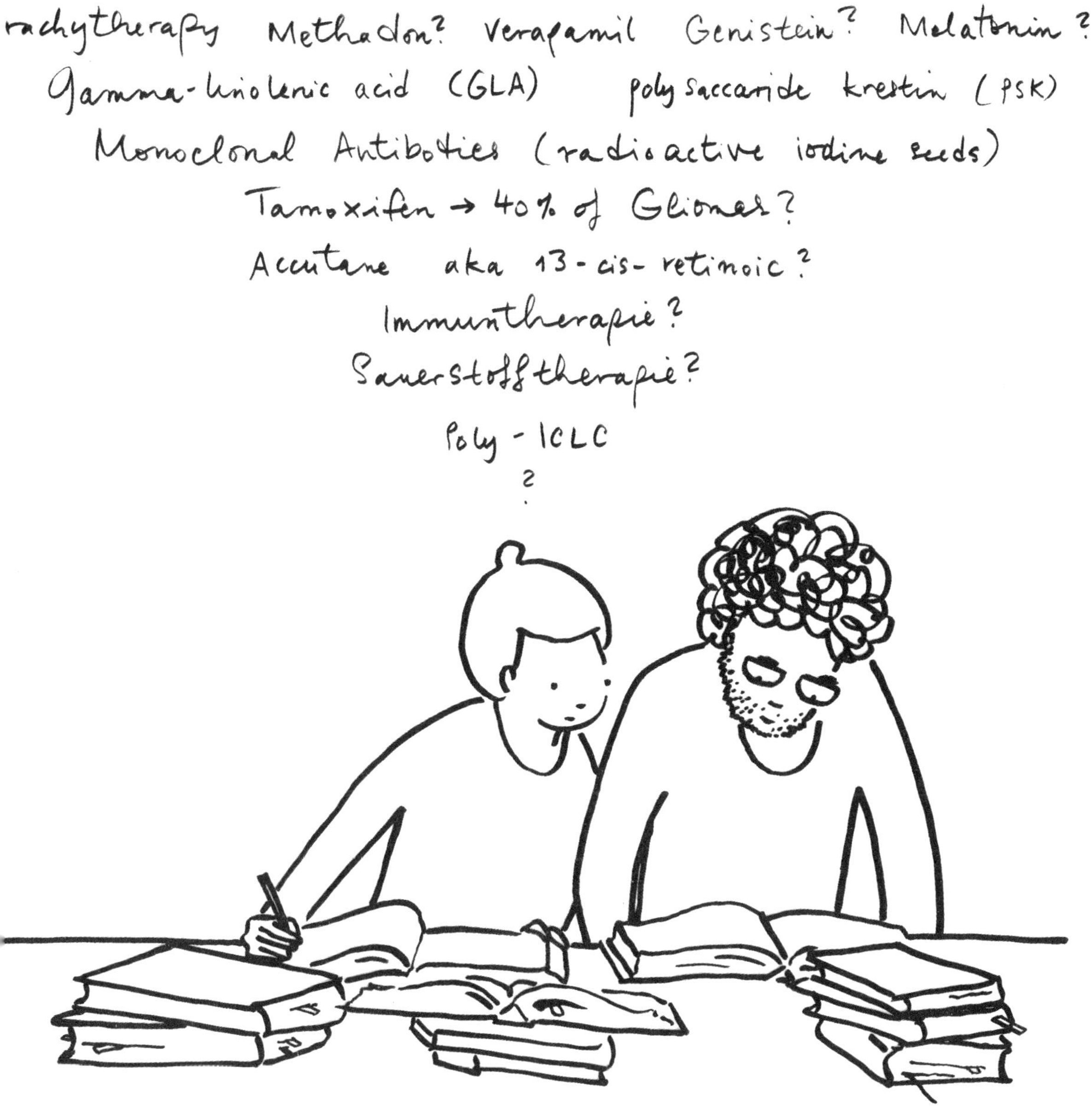
rachytherapy Methadon? Verapamil Genistein? Melatonin?
Gamma-linolenic acid (GLA) polysaccaride krestin (PSK)
Monoclonal Antibodies (radioactive iodine seeds)
Tamoxifen → 40% of Gliomas?
Accutane aka 13-cis-retinoic?
Immuntherapie?
Sauerstofftherapie?
Poly-ICLC
?

So viele,
dass mein Hausarzt uns einen Termin
gemacht hat mit einem Glioblastomexperten,
ausgerechnet in Heidelberg,
wo meine Familie ein Haus am Heiligenberg hat.

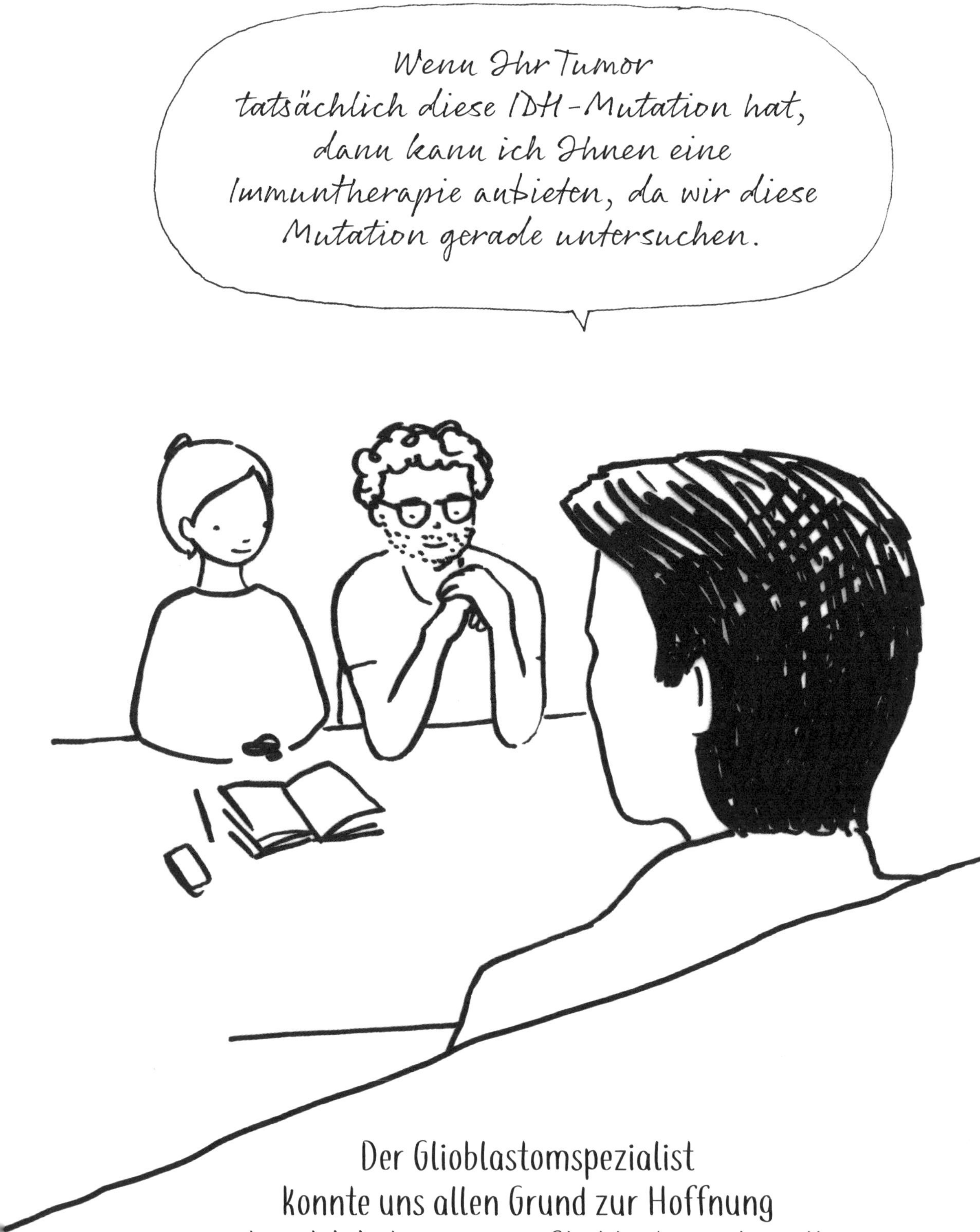
Wenn Ihr Tumor tatsächlich diese IDH-Mutation hat, dann kann ich Ihnen eine Immuntherapie anbieten, da wir diese Mutation gerade untersuchen.

Der Glioblastomspezialist konnte uns allen Grund zur Hoffnung geben. Ich habe zwar ein Glioblastom, aber alle Tumormerkmale scheinen weniger aggressiv zu sein.

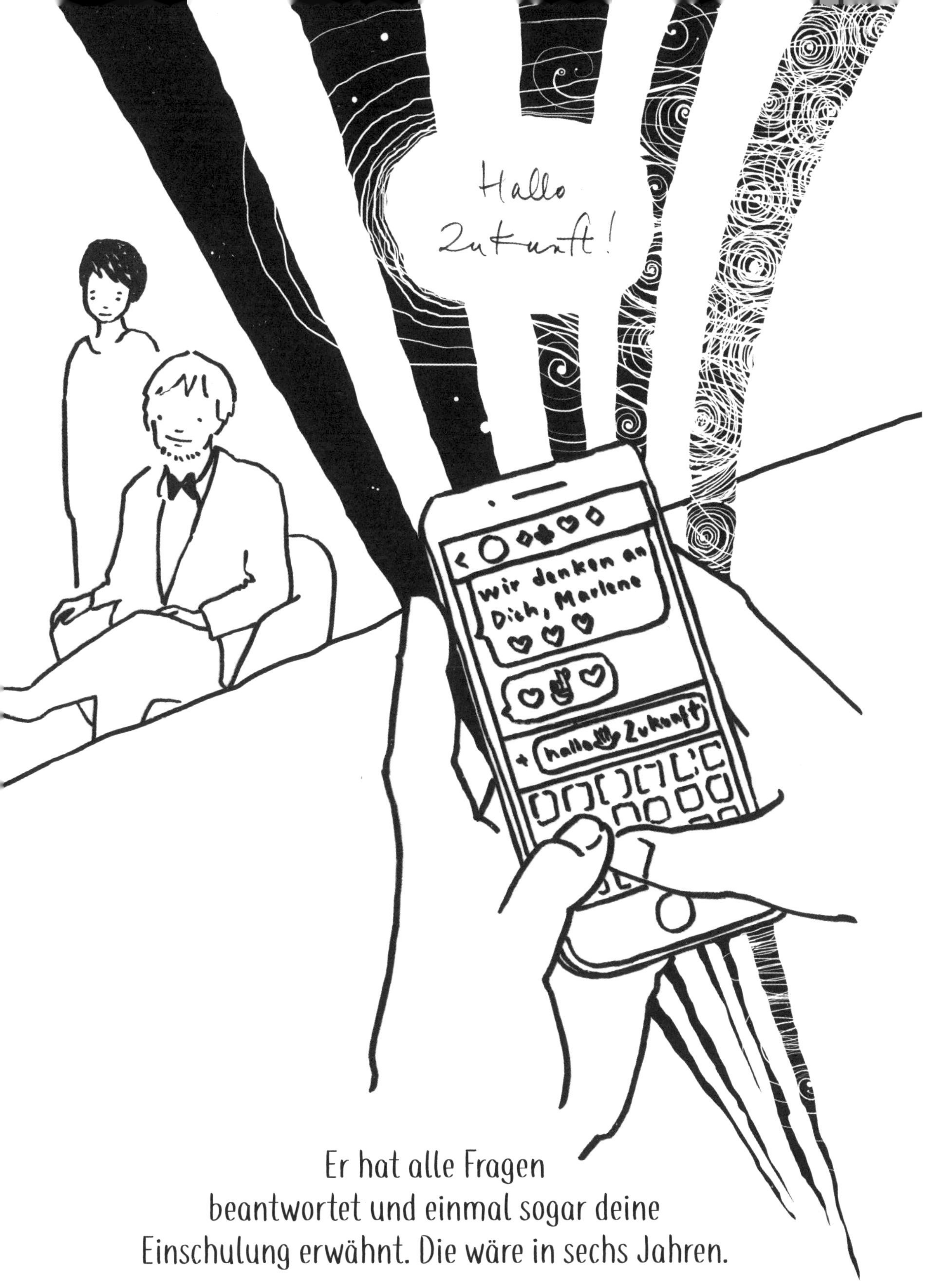

Er hat alle Fragen
beantwortet und einmal sogar deine
Einschulung erwähnt. Die wäre in sechs Jahren.

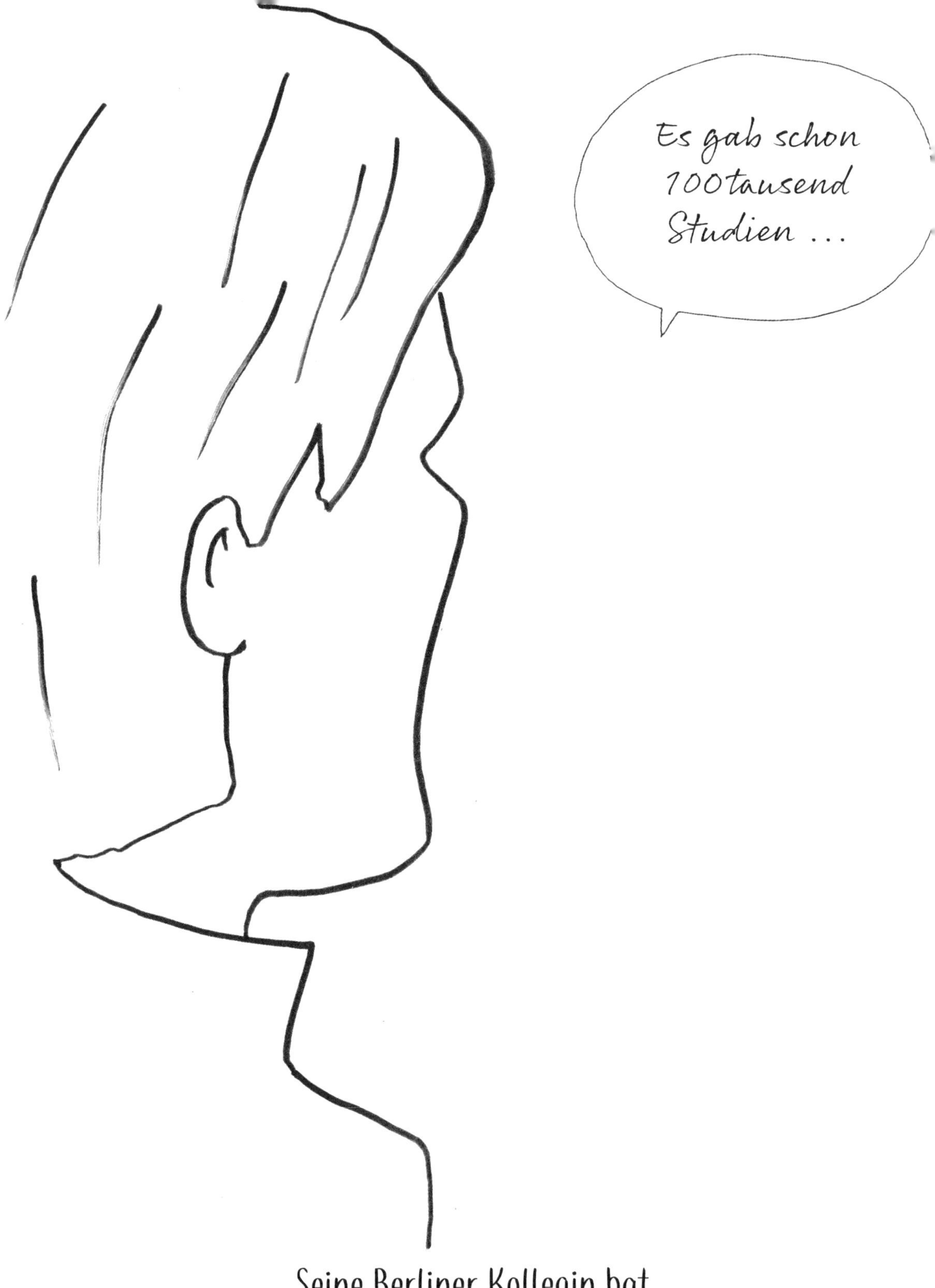

Seine Berliner Kollegin hat
uns die Hoffnung einfach wieder genommen.

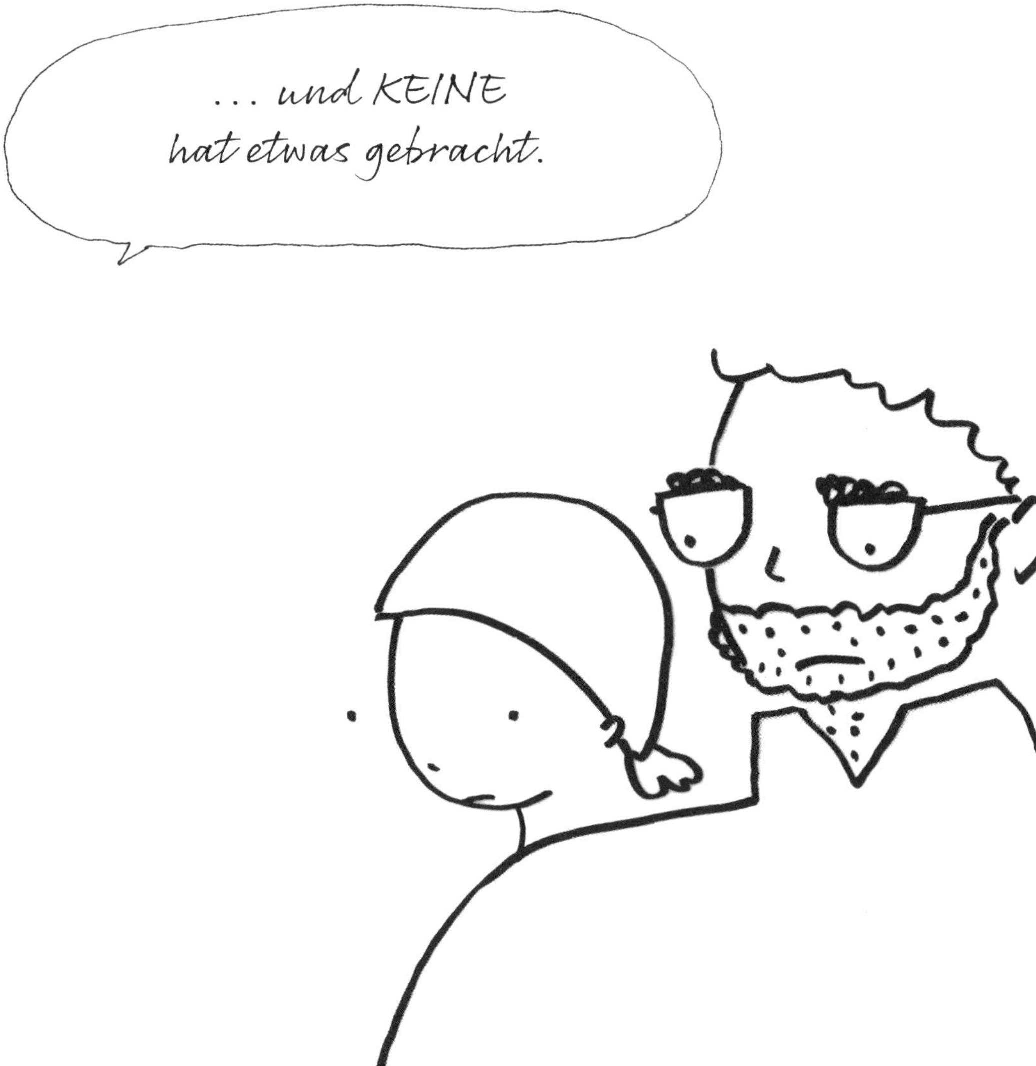

Nach jedem Gespräch mit ihr brauchten wir drei Tage, um wieder Hoffnung zu haben. Ich wollte leben!

Aber nicht so wie bisher!
Egal wie lang das Leben ist:

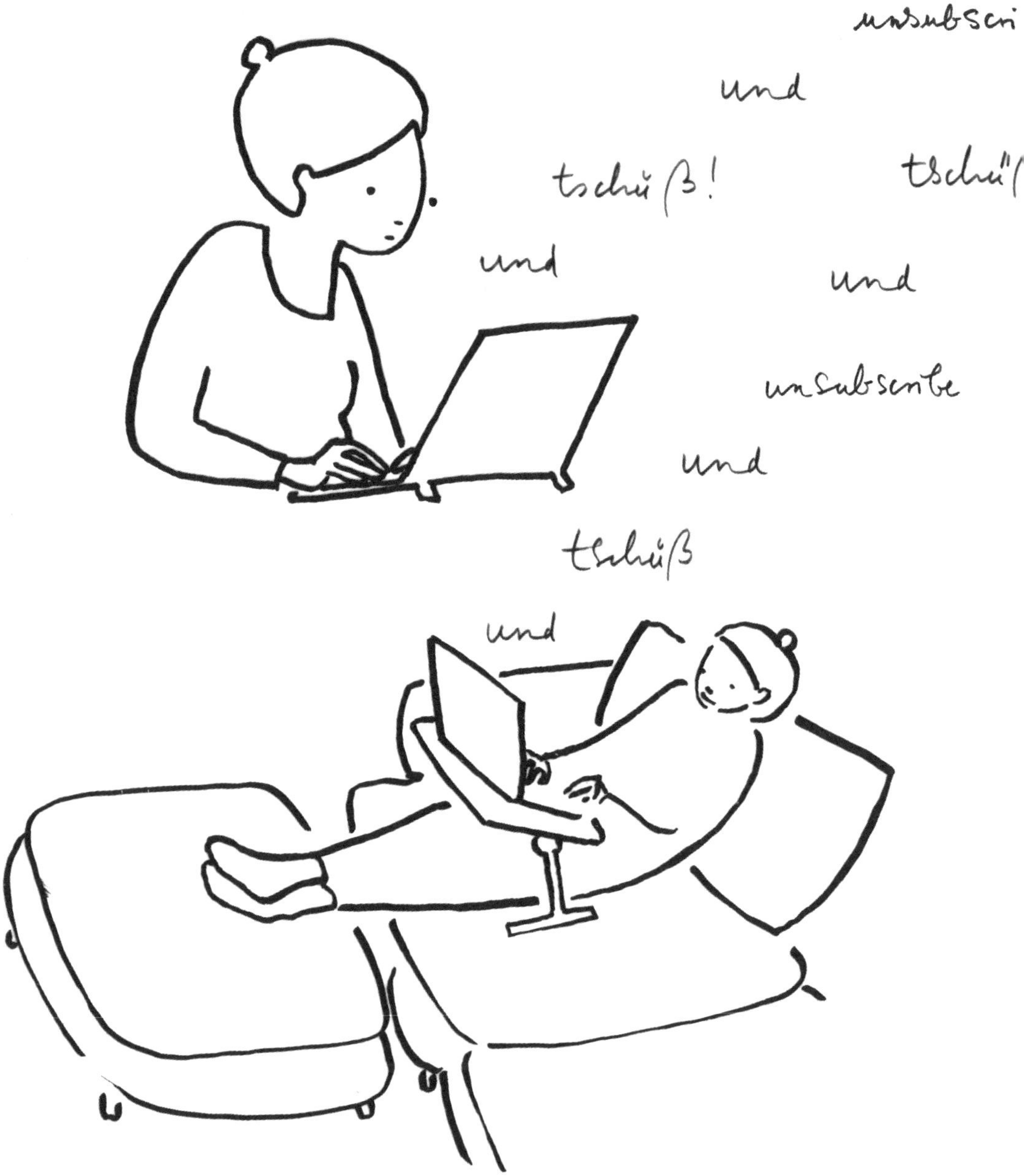

Es ist zu schade für
Spam, Facebook und Angst.

und

Schüß!

und

Zahnseide war
eine gute Art, nicht anzuerkennen,
dass ich nicht mehr lang zu leben habe,

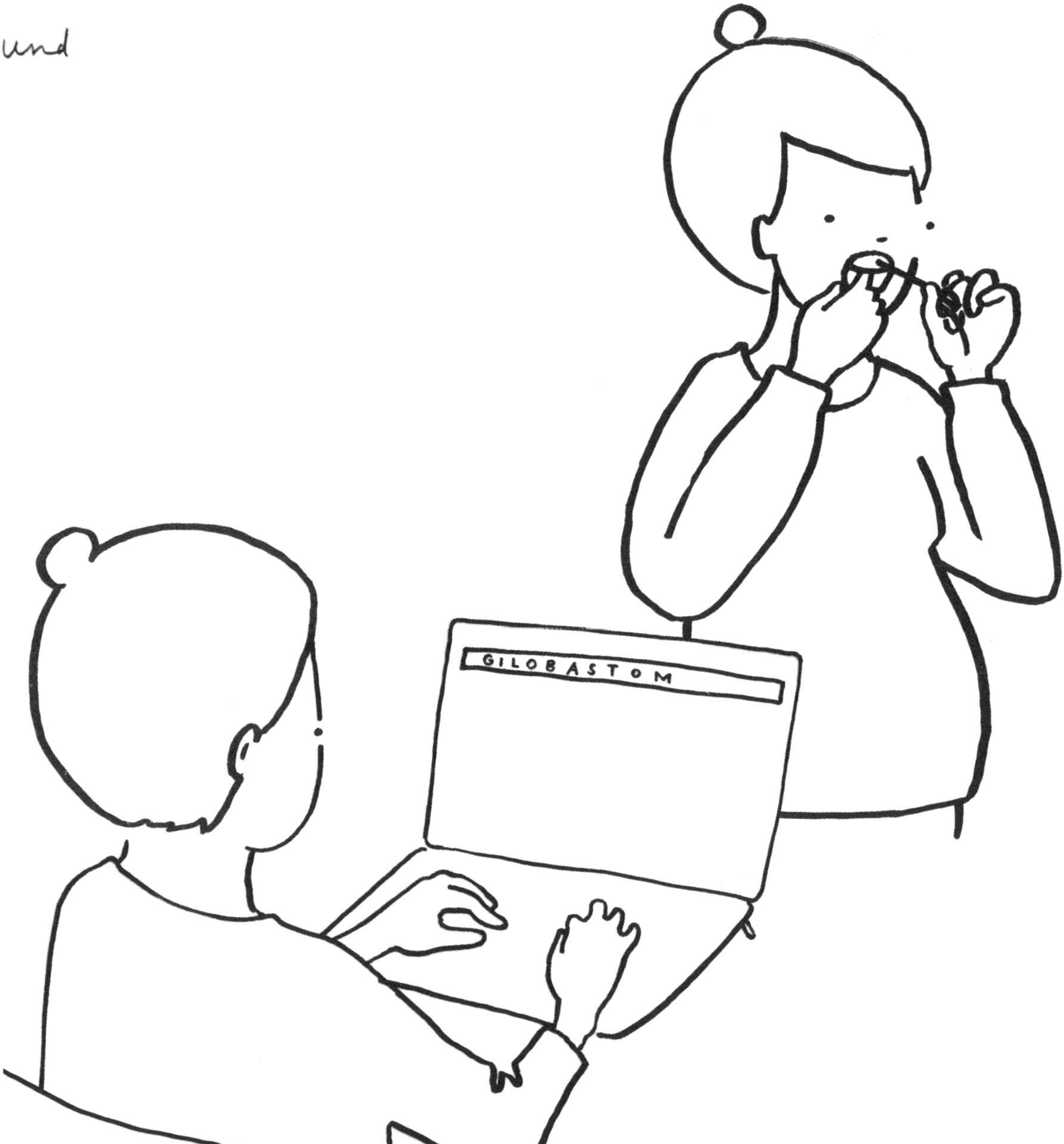

so wie der Versuch, den Namen des Tumors
so lange wie möglich nicht auswendig zu lernen.

Wichtig war auch,
meine Gewohnheiten zu ändern.

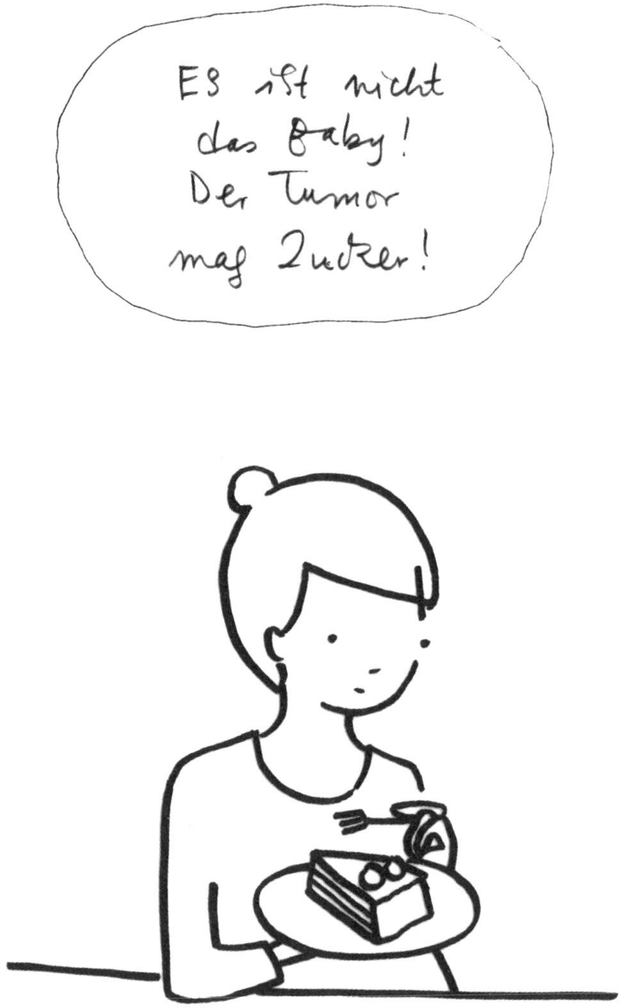

Ab jetzt ernähre ich mich ketogen,
das heißt, kein Zucker, aber umso mehr Fett.

Alles, was ist, darf sein.

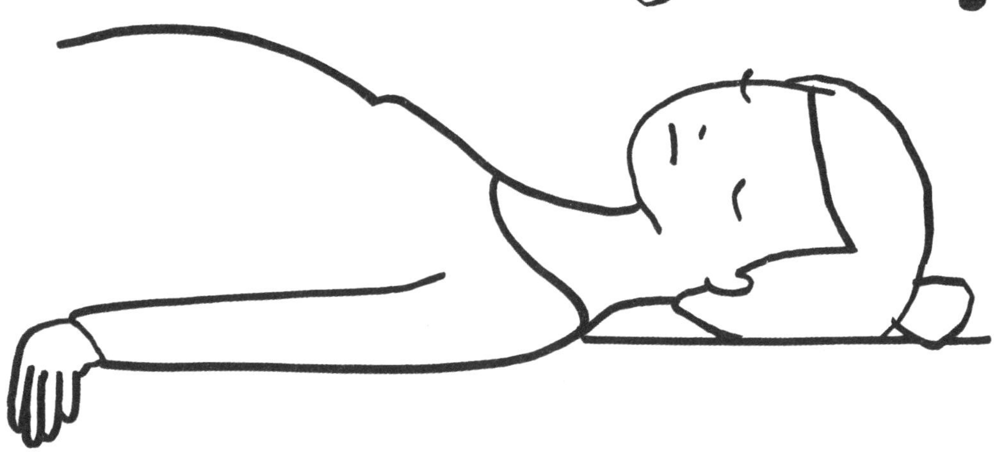

Am Ende hilft nur,
alles anzuerkennen.

- Die Radiochemotherapie -

Ein Klischee, aber:
Auch wir haben mit der ersten
Chemotablette angefangen zu beten.

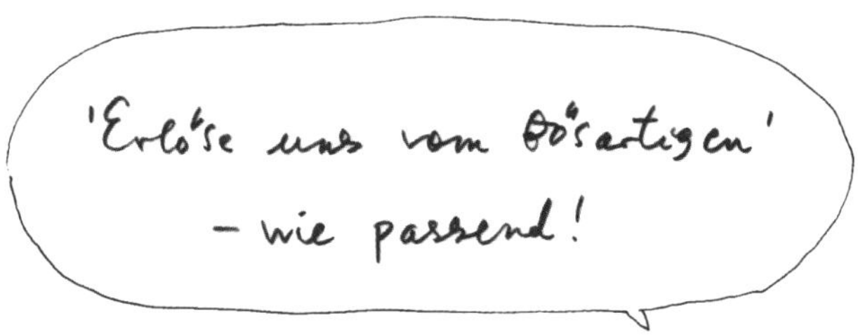

Vater unser im Himmel,

أبانا الذي في السماوات

Geheiligt werde Dein Name.

ليتقدس اسمك

Dein Reich komme.

ليأت ملكوتك

Dein Wille geschehe,

لتكن مشيئتك

Wie im Himmel, so auf Erden.

كما في السماء كذلك على الأرض

Unser tägliches Brot gib uns heute.

أعطنا خبزنا كفاف يومنا

Und vergib uns unsere Schuld,

واغفر لنا ذنوبنا وخطايانا

Wie auch wir vergeben unseren Schuldigern.

كما نحن نغفر لمن أخطأ إلينا

Und führe uns nicht in Versuchung,

ولا تدخلنا في التجارب

Sondern erlöse uns von dem Bös [artig] en.

لكن نجنا من الشرير

Denn Dein ist das Reich und die Kraft

لأن لك الملك والقوة

Und die Herrlichkeit in Ewigkeit.

والمجد إلى أبد الآبدين

Amen. آمين

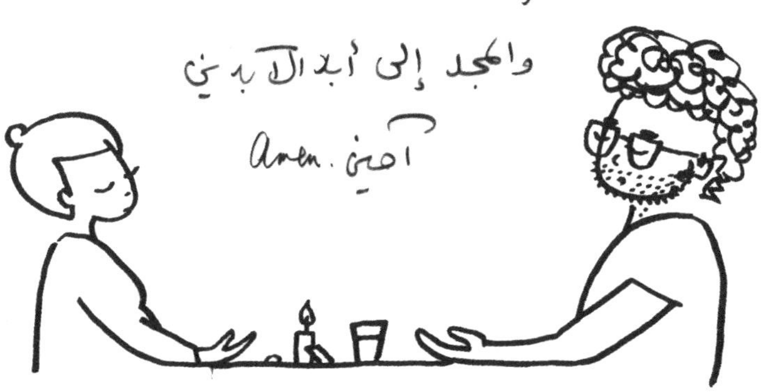

In Berlin war das Ärzt·innen-Team,
mit Ausnahme der Onkologin, super einfühlsam.

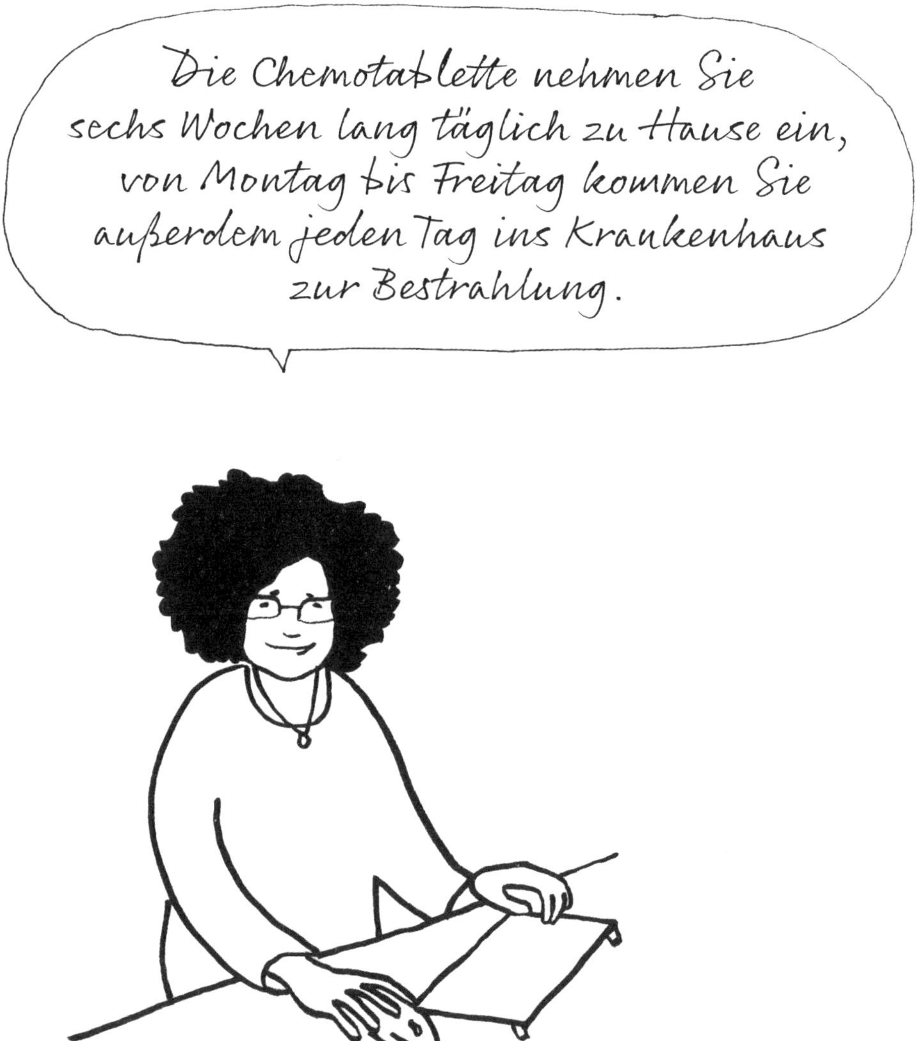
Die Chemotablette nehmen Sie sechs Wochen lang täglich zu Hause ein, von Montag bis Freitag kommen Sie außerdem jeden Tag ins Krankenhaus zur Bestrahlung.

Der Chirurg hatte meinen Onkel Georg gebeten,
Fotos von dir zu schicken, wenn du auf der Welt bist, und
die Radiologin hat uns sogar zwei Jahre später
in Heidelberg besucht, um dich kennenzulernen.

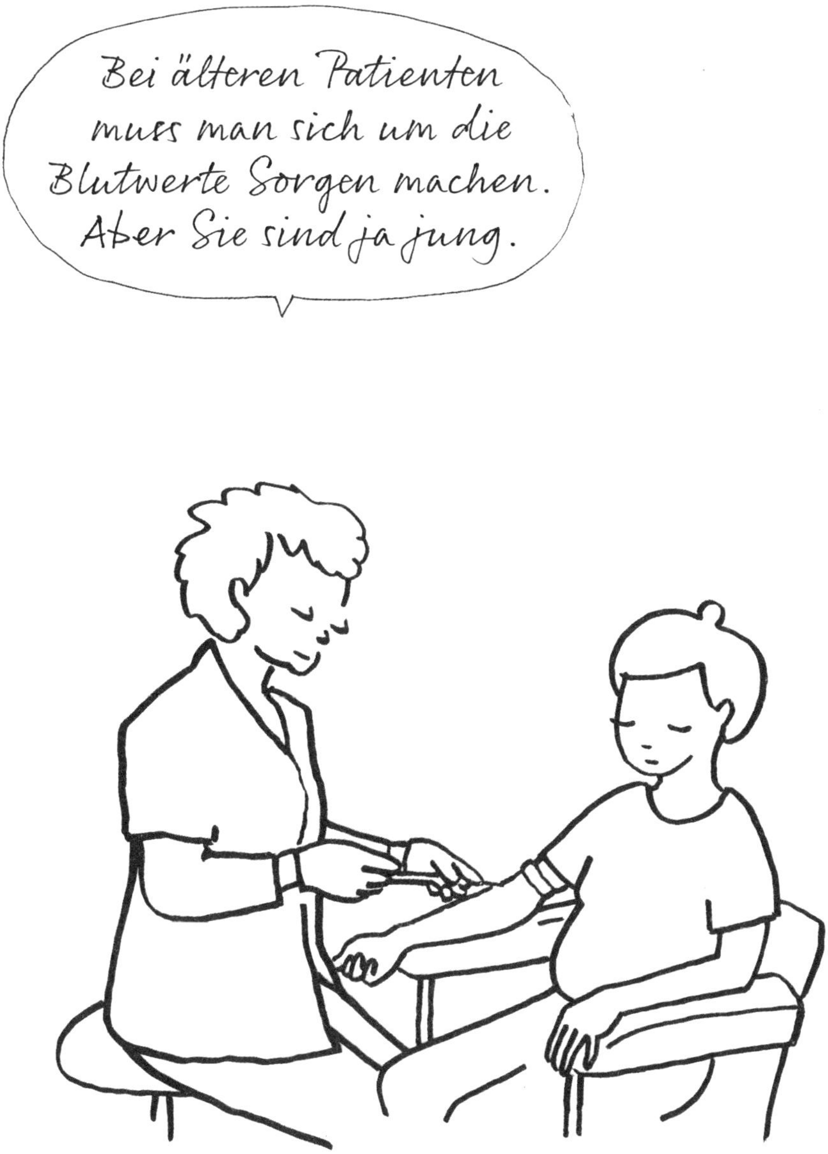
Bei älteren Patienten muss man sich um die Blutwerte Sorgen machen. Aber Sie sind ja jung.

Vor jeder Bestrahlung hatte ich
eine Blutabnahme in der Onkologie.

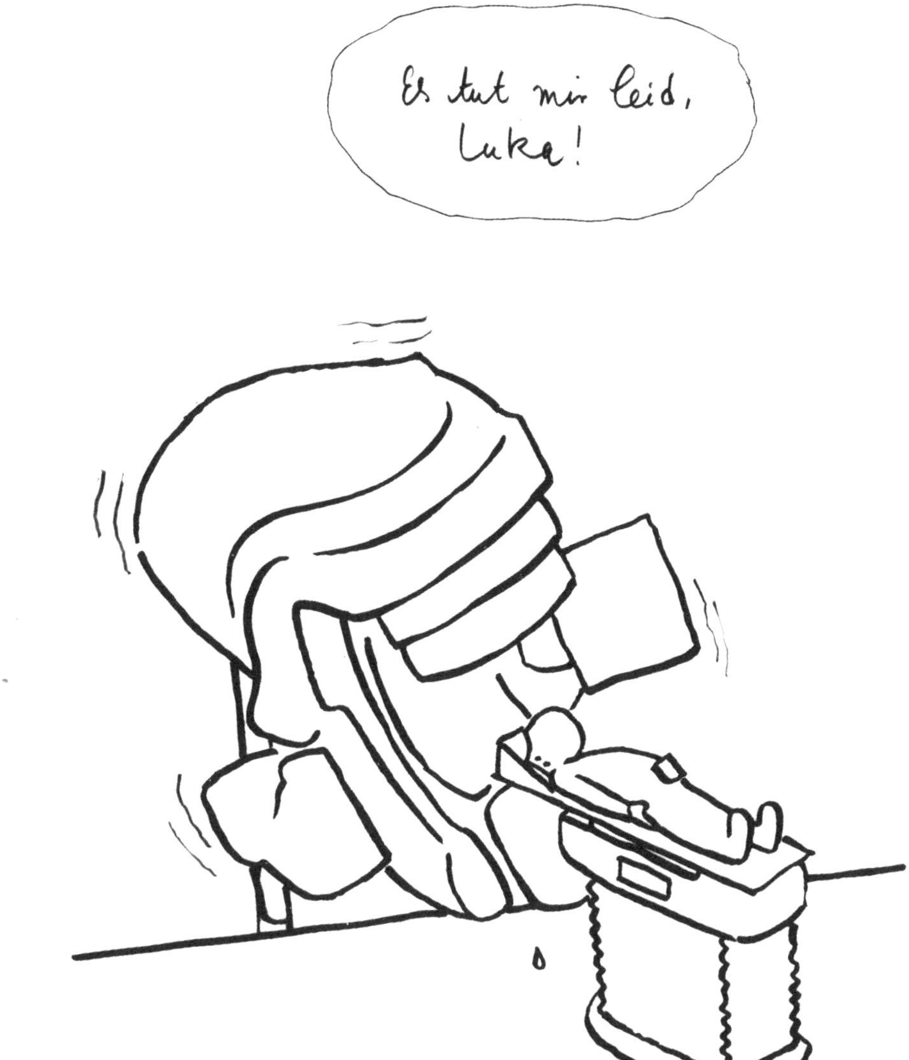

Dein Onkel David
nannte die Bestrahlungsmaschine
meinen »neuen Arbeitsplatz«.

Auf dem Bauch hatte ich ein
»Dosimeter«, das gemessen hat,
wie viel Strahlung bei dir ankommt.

Mir fielen die Haare aus,
und in den sechs Wochen Radiochemotherapie
habe ich trotz der Schwangerschaft
Gewicht verloren, weil ich nur frühstücken konnte.
Drei Stunden vor der Chemotablette
durfte ich nicht mehr essen, in den zwei Stunden
bis zur Bestrahlung auch nicht.
Als ich nachmittags endlich wieder hätte essen dürfen,
konnte ich nicht, weil mir übel war.

Jede Woche hatte ich einen Termin
bei der Radiologin und beim Frauenarzt zum Ultraschall.
Beide sahen nach dir und versicherten,
dass es dir gut geht.
Trotz allem bist du normal weitergewachsen.

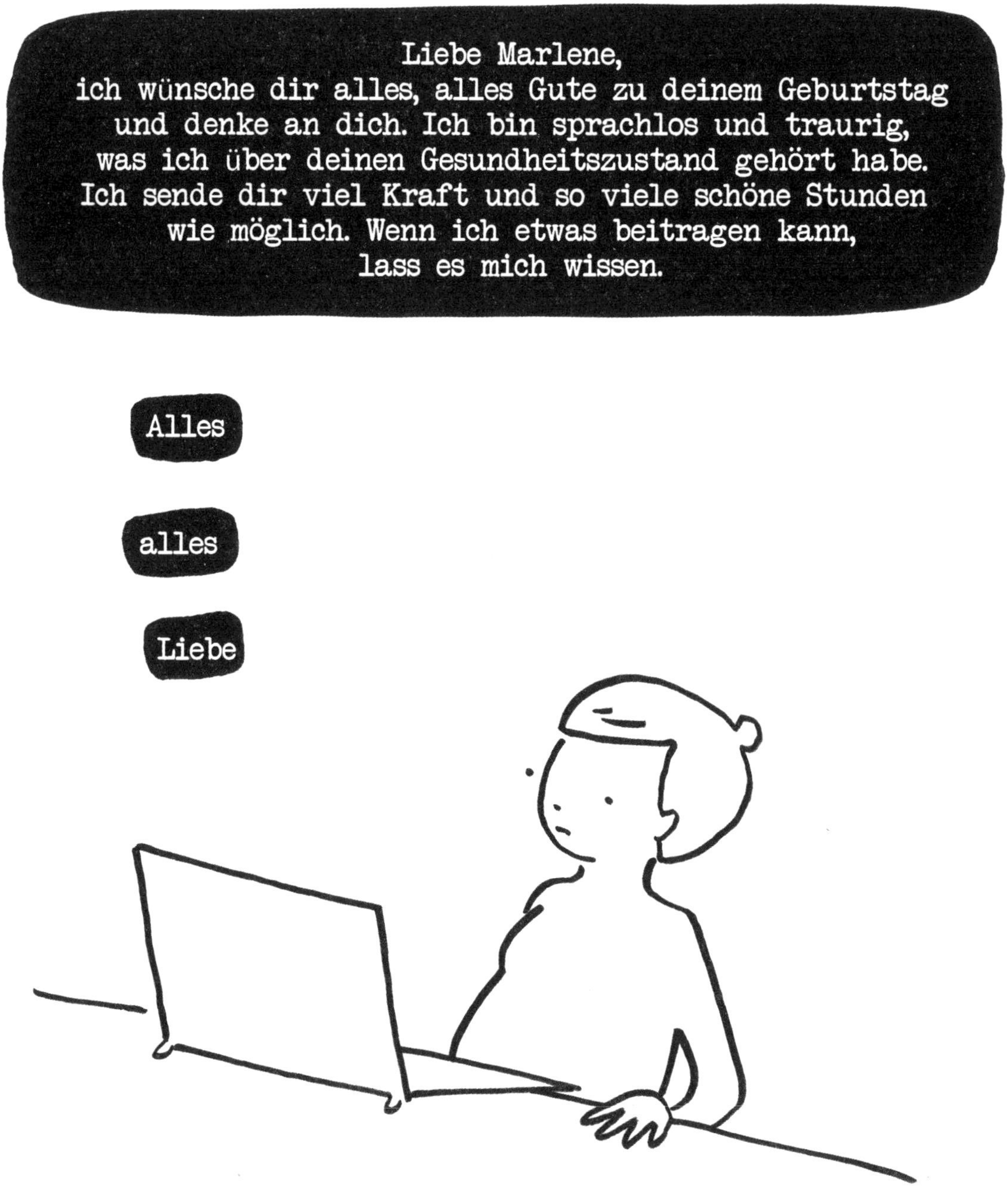
Liebe Marlene,
ich wünsche dir alles, alles Gute zu deinem Geburtstag und denke an dich. Ich bin sprachlos und traurig, was ich über deinen Gesundheitszustand gehört habe. Ich sende dir viel Kraft und so viele schöne Stunden wie möglich. Wenn ich etwas beitragen kann, lass es mich wissen.
Alles
alles
Liebe

Mitten in der Therapie ...

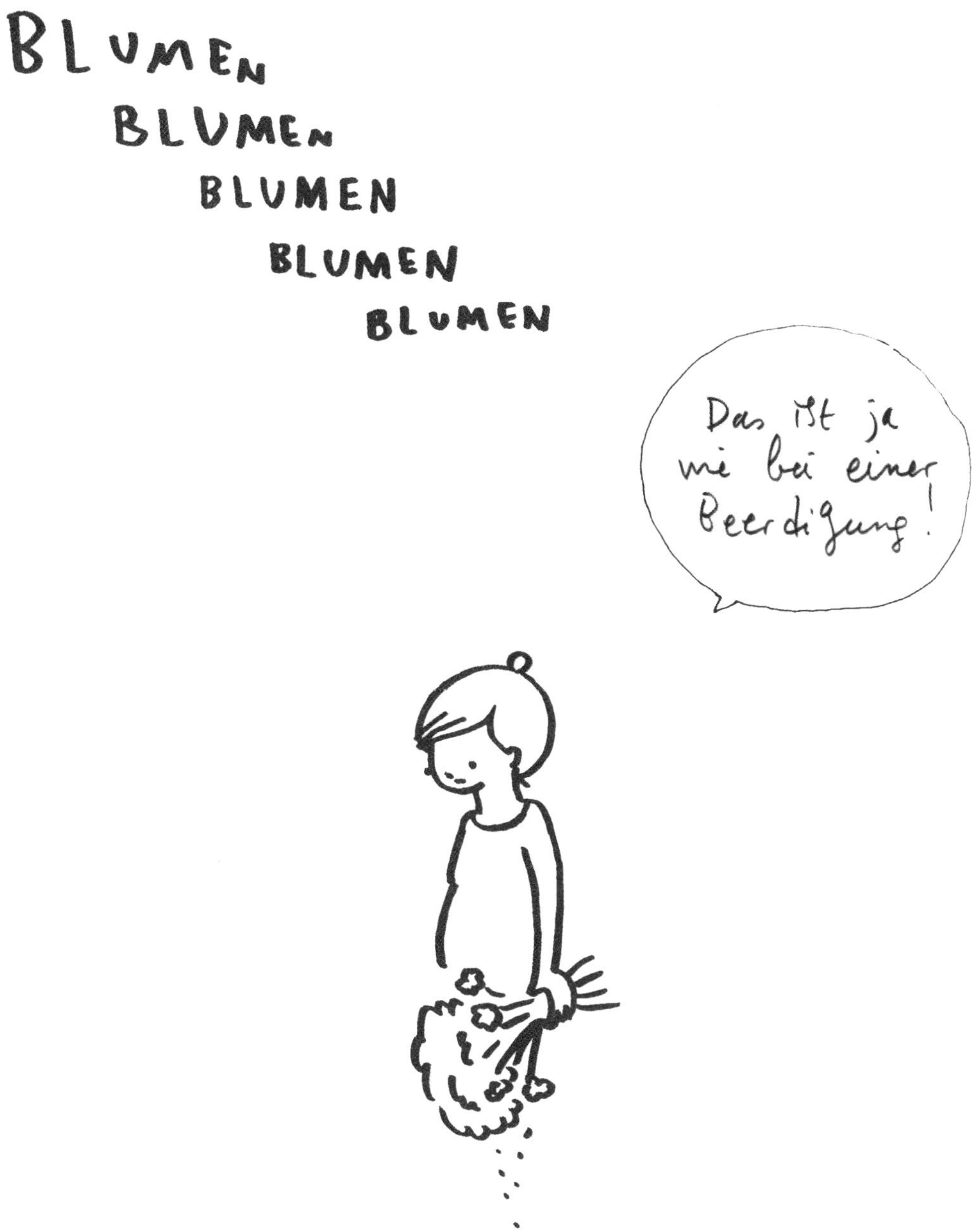

… hatte ich auch noch Geburtstag.

Nur über ein Geburtstagsgeschenk
habe ich mich gefreut,
und das kam von meinem Hausarzt.
Es war das Buch seiner Patientin Daniela,
über die ich alles wissen wollte.
Mit einer handgeschriebenen Notiz,
»an die liebe Leidensgenossin« gerichtet,
und ihrer Telefonnummer.

Ich konnte mein Glück nicht fassen.
Meine Heldin weiß von mir.

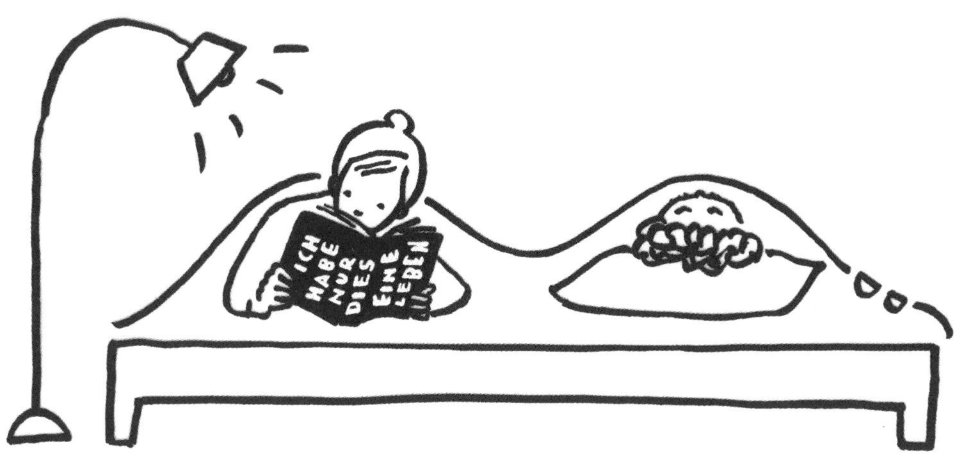

In dieser Nacht konnte ich
vor Freude nicht schlafen.

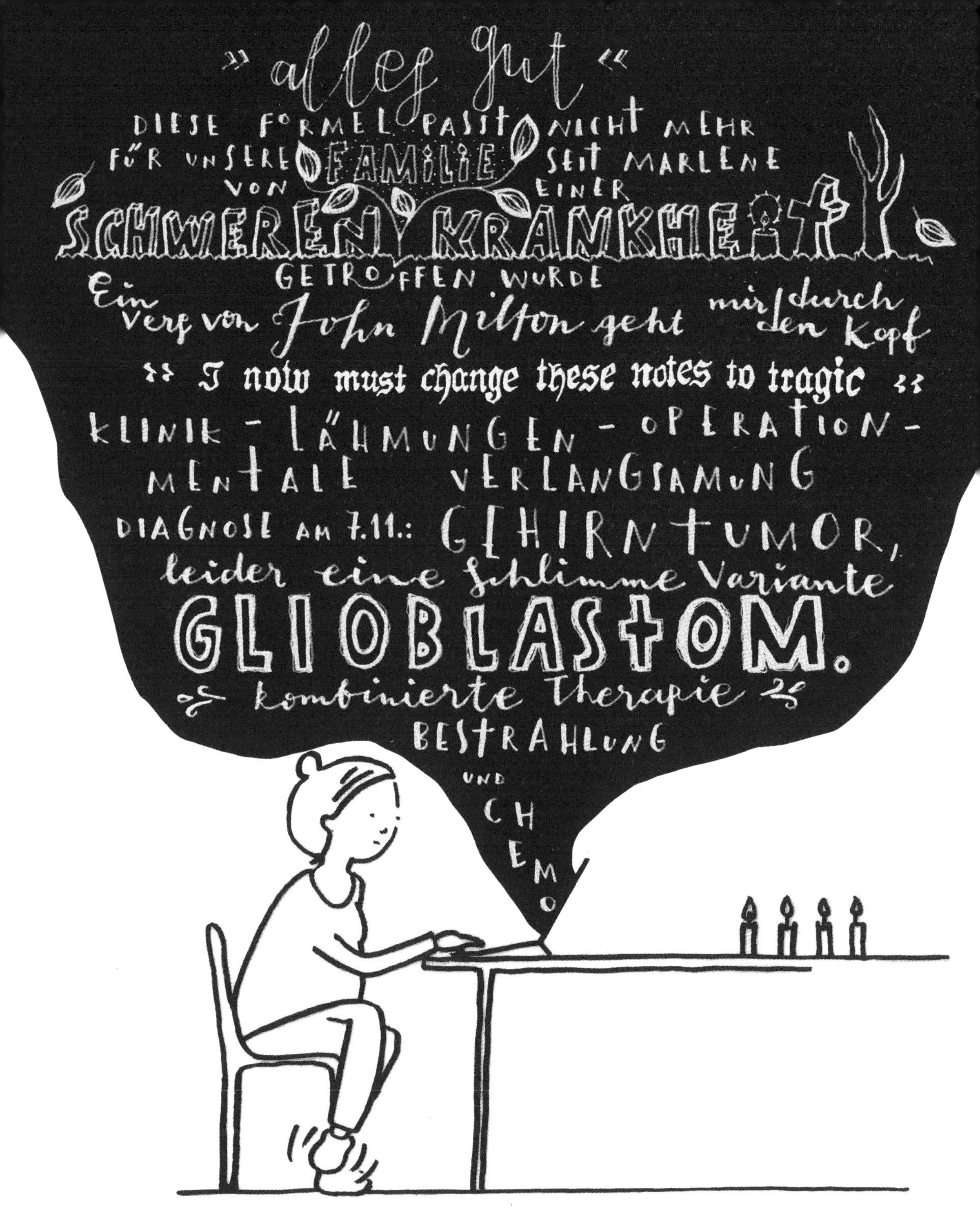
»alles gut«
DIESE FORMEL PASST NICHT MEHR
FÜR UNSERE FAMILIE SEIT MARLENE
VON EINER
SCHWEREN KRANKHEIT
GETROFFEN WURDE
Ein Vers von John Milton geht mir durch den Kopf
»I now must change these notes to tragic«
KLINIK – LÄHMUNGEN – OPERATION –
MENTALE VERLANGSAMUNG
DIAGNOSE AM 7.11.: GEHIRNTUMOR,
leider eine schlimme Variante
GLIOBLASTOM.
kombinierte Therapie
BESTRAHLUNG
UND
CHEMO

Doch die Freude währte nicht lange, der Entwurf für den Weihnachtsbrief deiner Oma war ganz schön düster.

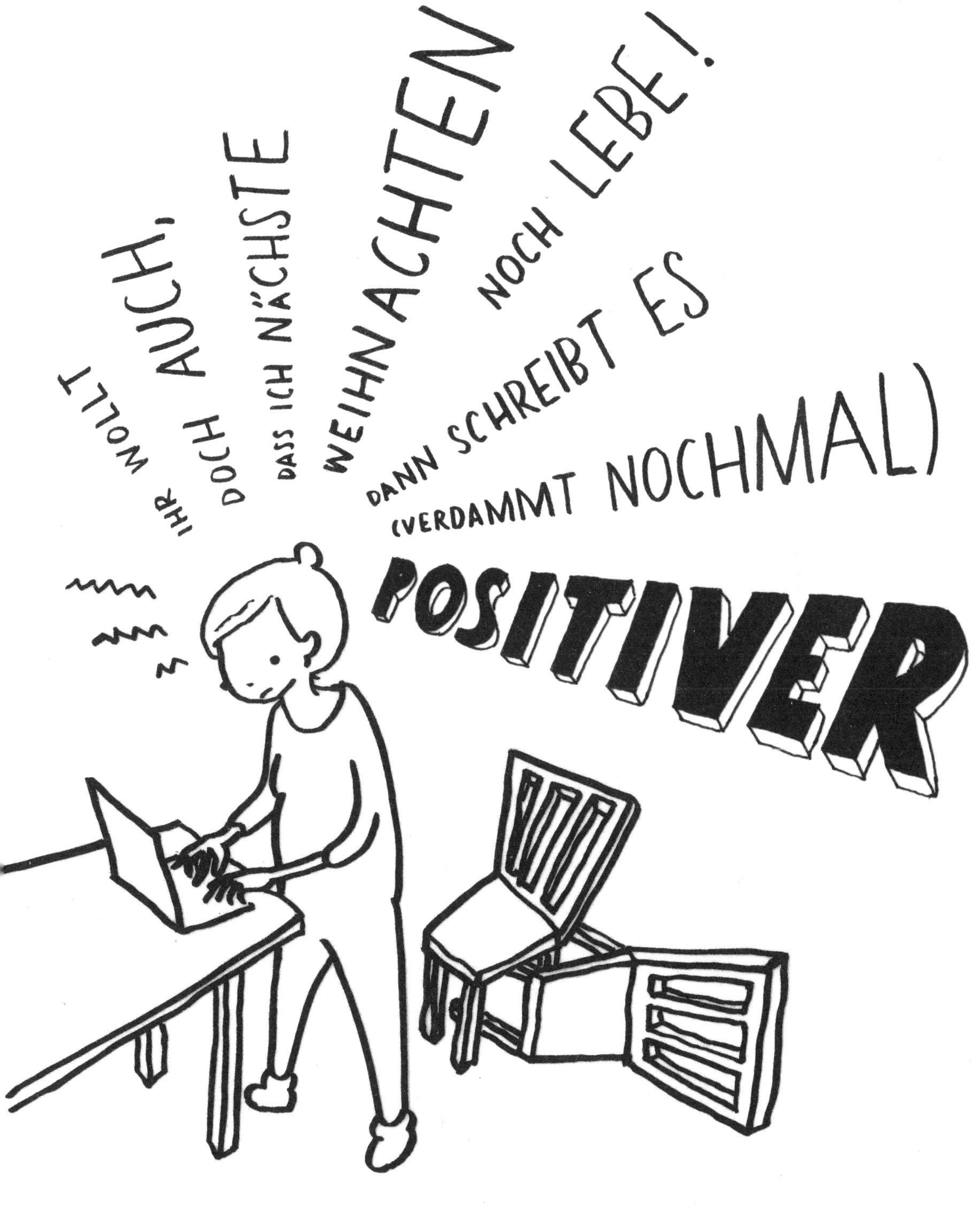
IHR WOLLT
DOCH AUCH,
DASS ICH NÄCHSTE
WEIHNACHTEN
NOCH LEBE!
DANN SCHREIBT ES
(VERDAMMT NOCHMAL)
POSITIVER

Ich war überzeugt, dass jede Person, die glaubt, ich würde bald sterben, meiner Gesundheit schadet.

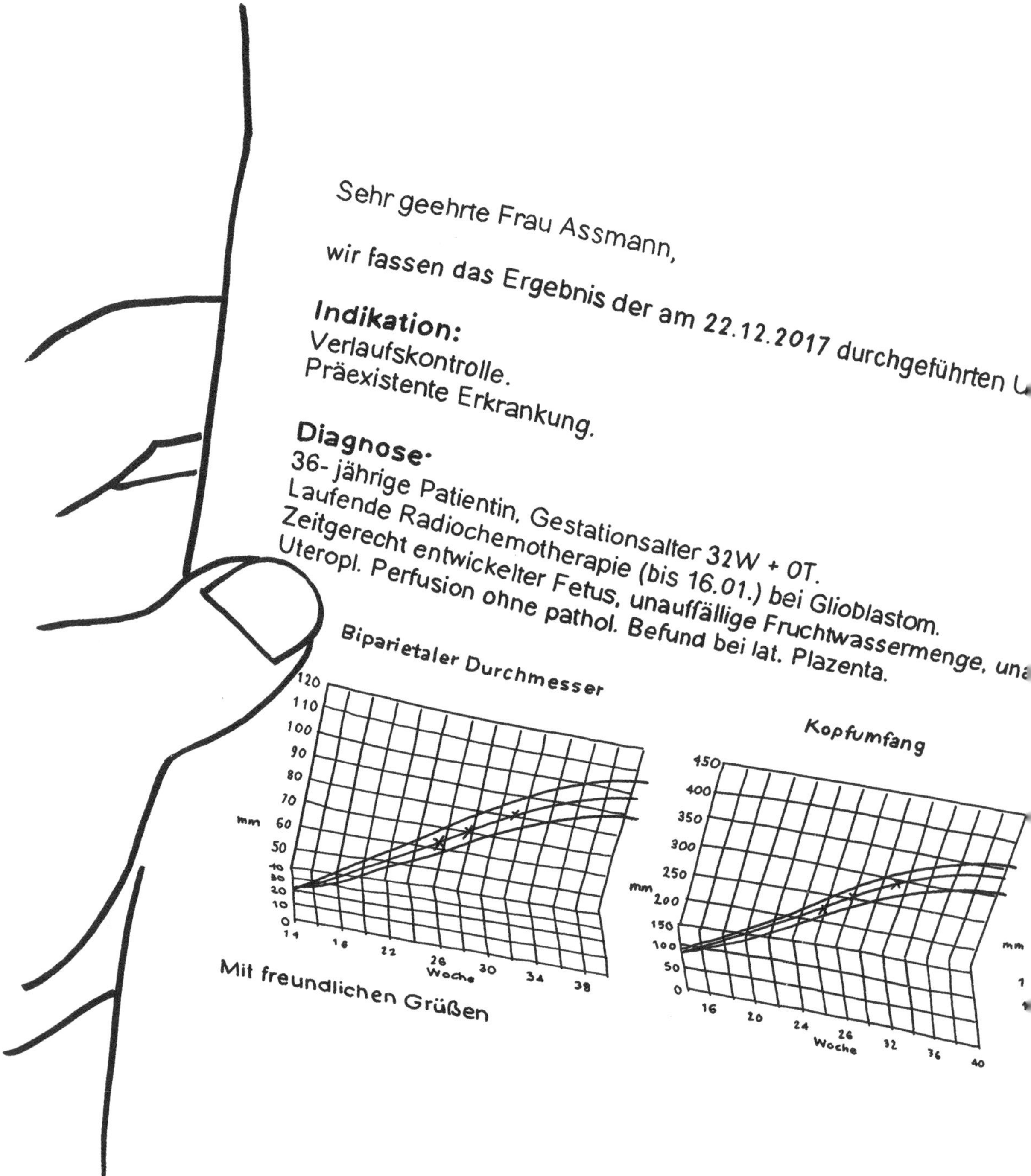

Den Umständen
entsprechend läuft es doch super, ...

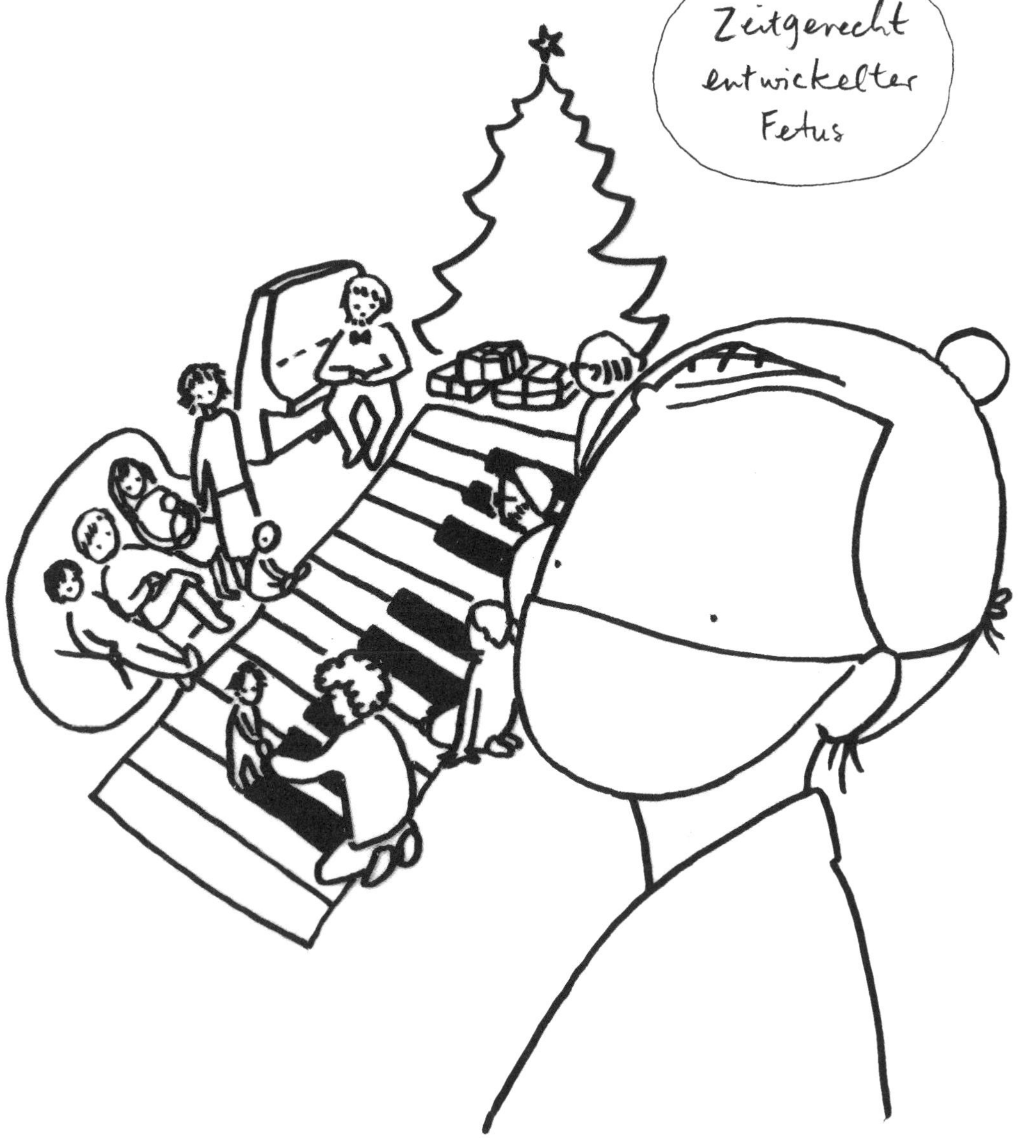

... abgesehen von meinen Haaren
merken wir beide nämlich wenig
von Chemo und Bestrahlung.

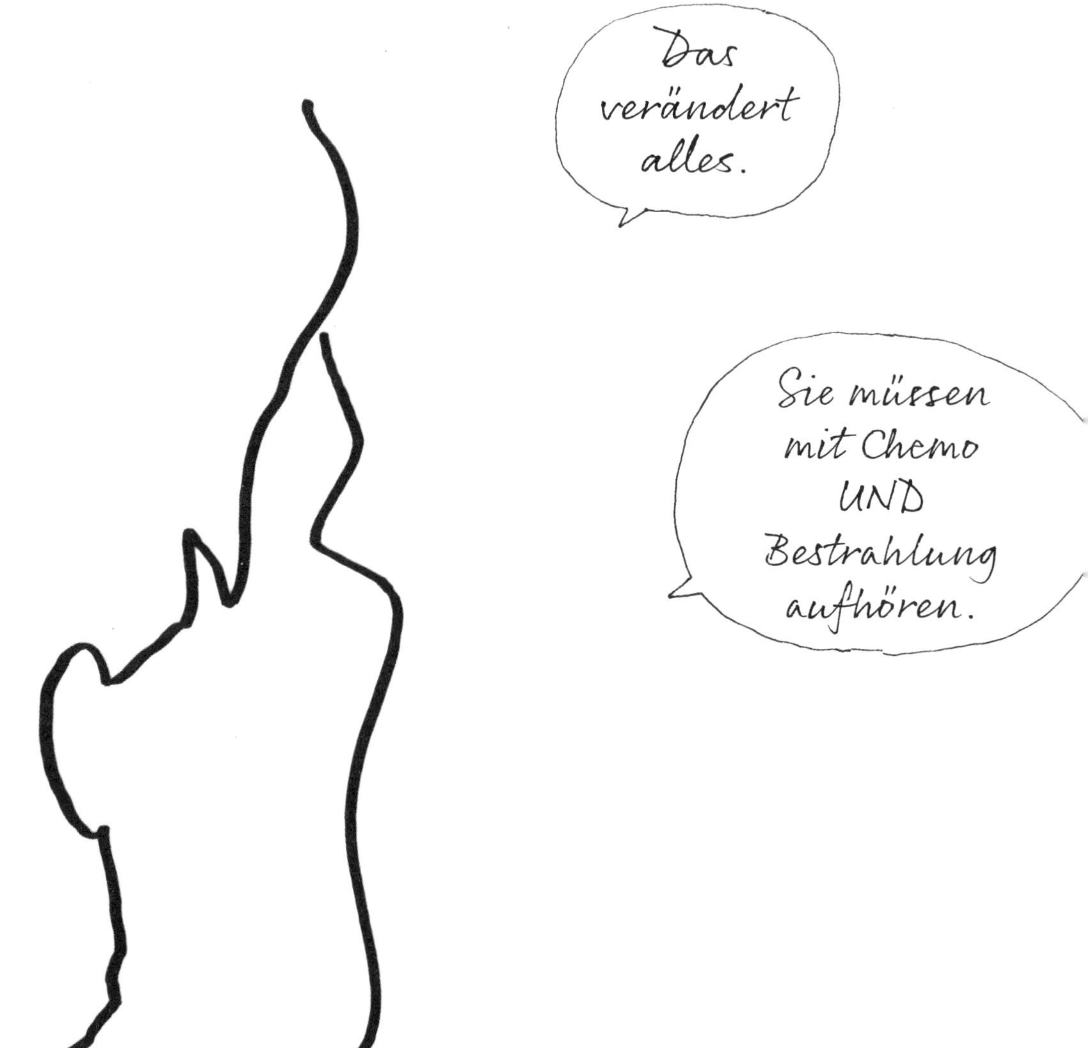
Das verändert alles.
Sie müssen mit Chemo UND Bestrahlung aufhören.

Bis meine Blutwerte Anfang Januar 2018 doch abgestürzt sind. Der »worst case« war eingetreten: Ich musste die erste Therapie abbrechen. Die Berliner Onkologin hat uns mal wieder jede Menge Informationen mit auf den Weg gegeben.

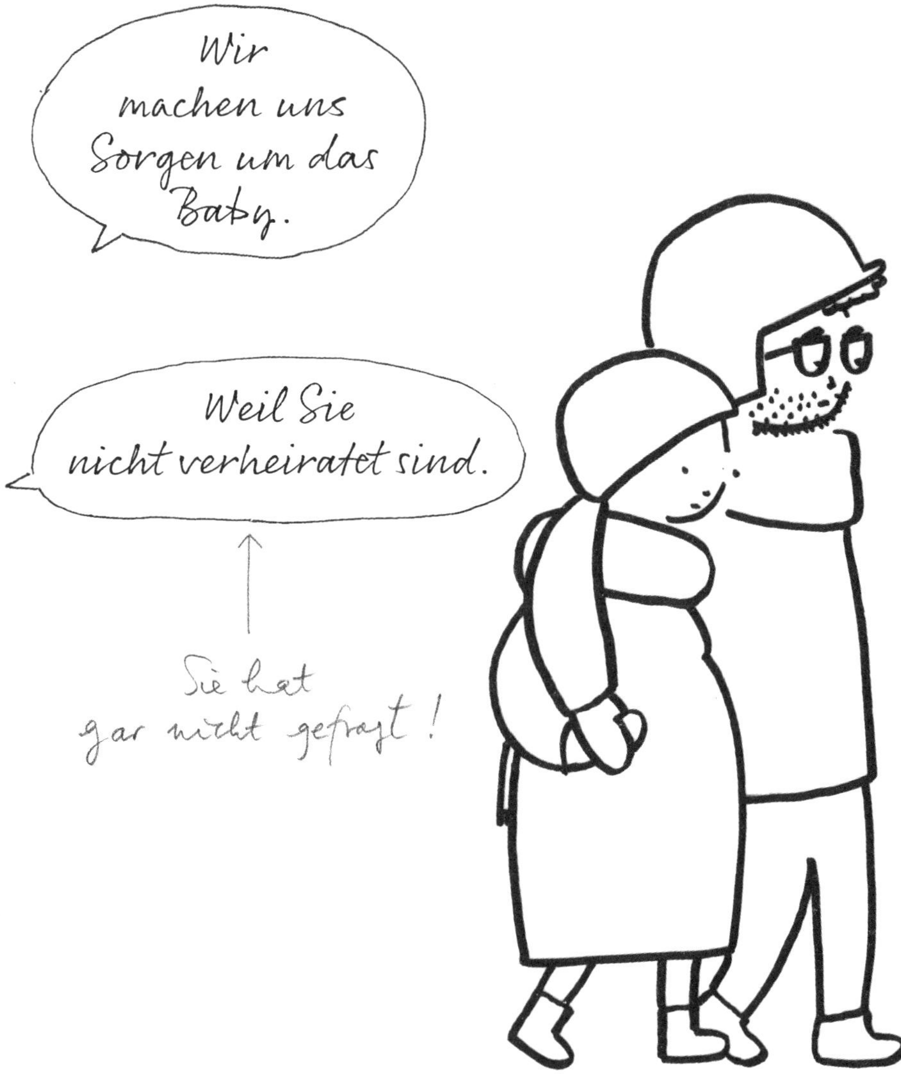
Wir machen uns Sorgen um das Baby.
Weil Sie nicht verheiratet sind.
Sie hat gar nicht gefragt!

Unter Schock sind wir zur Radiologie getrottet – nicht mehr zur Bestrahlung, sondern um uns zu verabschieden. Doch dort wurde kein Grund gesehen, die Behandlung abzubrechen. Die Bestrahlung fand wie geplant statt.

Danach waren wir mit dem Heidelberger Glioblastom-experten zum Telefonieren verabredet. Er gratulierte mir zum Geburtstag, und auch, wenn es gar nicht mein Geburtstag war, zeigte er mir damit, dass er in mir nicht nur eine sterbende Patientin sah. Wir waren noch in der Klinik, als wir entschieden: Wir ziehen nach Heidelberg!

Und dann, beim Umzug, mitten auf der Autobahn, rief mich die Hebamme der Heidelberger Frauenklinik an, mit der ich vorher noch nie Kontakt gehabt hatte. Sie hatte recherchiert und übermittelte mir die frohe Botschaft, dass ich doch stillen kann, und zwar, weil ich zwei Monate vor deiner Geburt mit den Chemotabletten aufgehört hatte und meine Milch danach nicht mehr giftig sein würde. Was für eine Freude!

Erst viel später wurde mir klar, dass die Berliner Onkologin uns auf ihre Weise versucht hat zu sagen, dass wir uns lieber in andere Hände begeben sollen.

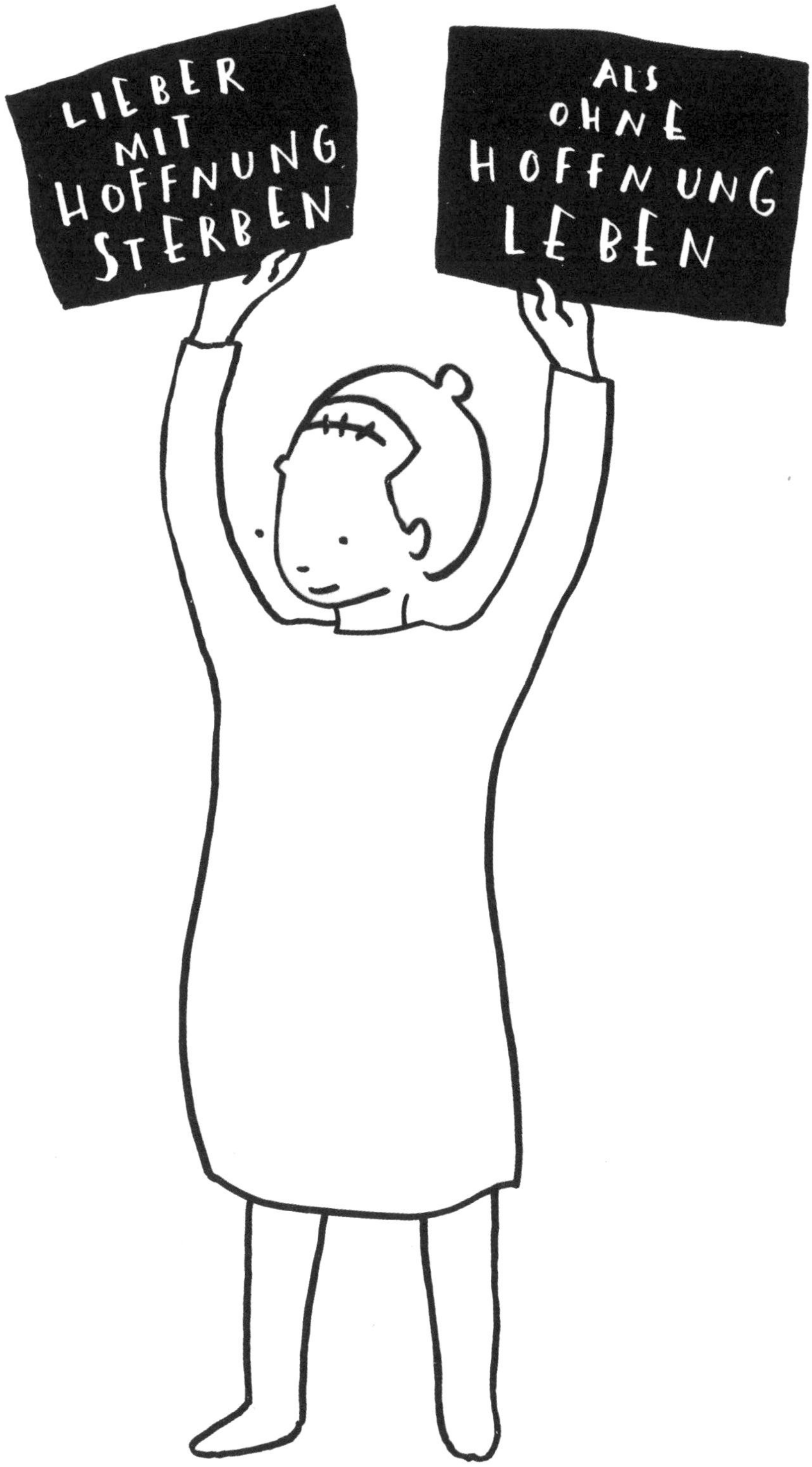
LIEBER MIT HOFFNUNG STERBEN
ALS OHNE HOFFNUNG LEBEN

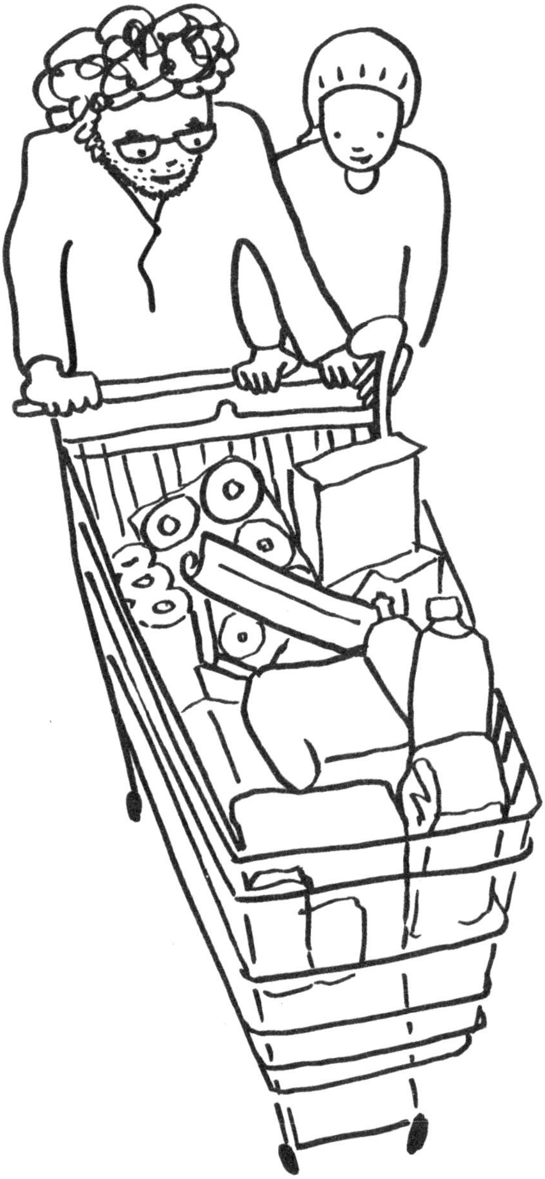

In Heidelberg
hatten wir noch drei Wochen Zeit, um uns
im Haus einzurichten und letzte Dinge zu besorgen.

Es gab drei Probleme:

1. hatte Tony inzwischen eine Duldung,
mit der er Berlin aber nicht verlassen durfte.
Mein Hausarzt hatte die Idee, uns ein Attest
auszustellen, dass Tony wegen meiner Epilepsiegefahr
bei mir sein muss.

2. waren ausgerechnet meine Blutplättchen
abgestürzt – sie sind für die Blutgerinnung zuständig.
Wenn ihre Anzahl zu niedrig ist, kann ich nicht
operiert werden. Bald ist der Kaiserschnitt,
mehr Zeit bleibt den Blutplättchen nicht,
um sich zu vermehren.

Und 3. hieß es, dass die einzige Anästhesie,
nach der ich ganz sicher keine Lähmung
haben würde, eine Vollnarkose sei.
Gerade erst war ich dem Rollstuhl entkommen –
egal wie gering die Wahrscheinlichkeit war,
ich hatte keine Lust auf Risiko.

Das hieße aber, dass
ich deine Geburt nicht miterlebe
und auch Tony nicht dabei sein darf.

Nachts hatte ich einen Traum, in dem
du aus meinem Bauch gehoben wurdest
und die goldigsten zwei Äuglein
mich anstrahlten.

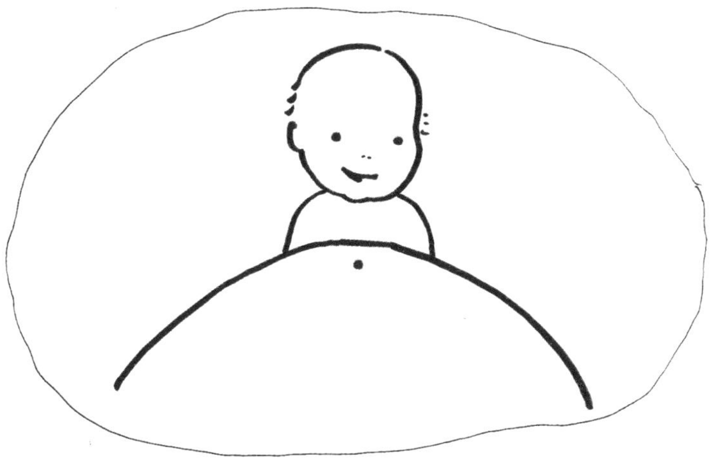

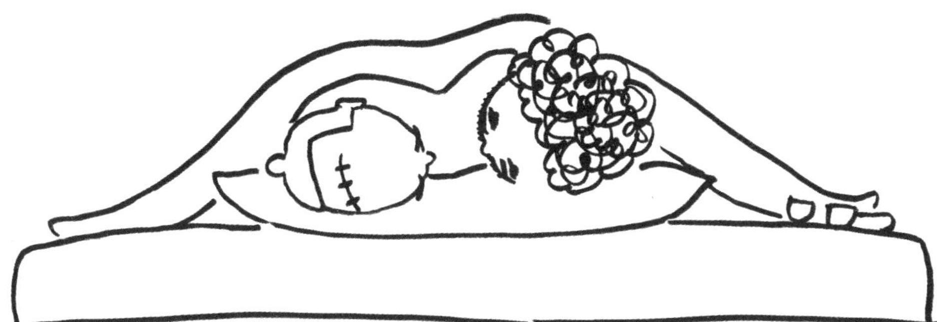

Diesen Moment wollte ich auf keinen Fall verpassen.
Am nächsten Morgen habe ich mich,
voller Vorfreude, gegen die Vollnarkose entschieden.

Tatsächlich war deine Geburt überwältigend.

Deine Stimme zu hören.
Das Glück, dass alles gut ist,
dass ich dir nicht geschadet habe.
Der Stolz, ein Kind ausgebrütet zu haben.

Mein Gesicht war voller Tränen,
als du mir präsentiert wurdest.
Viel zu hoch, um dich zu sehen.
Ich konnte nur erkennen,
dass du ein Baby warst, das ziemlich schmutzig war.

Tony und du,
ihr seid schon mal vorgegangen.
Ich wurde noch zugenäht
und kam dann nach.

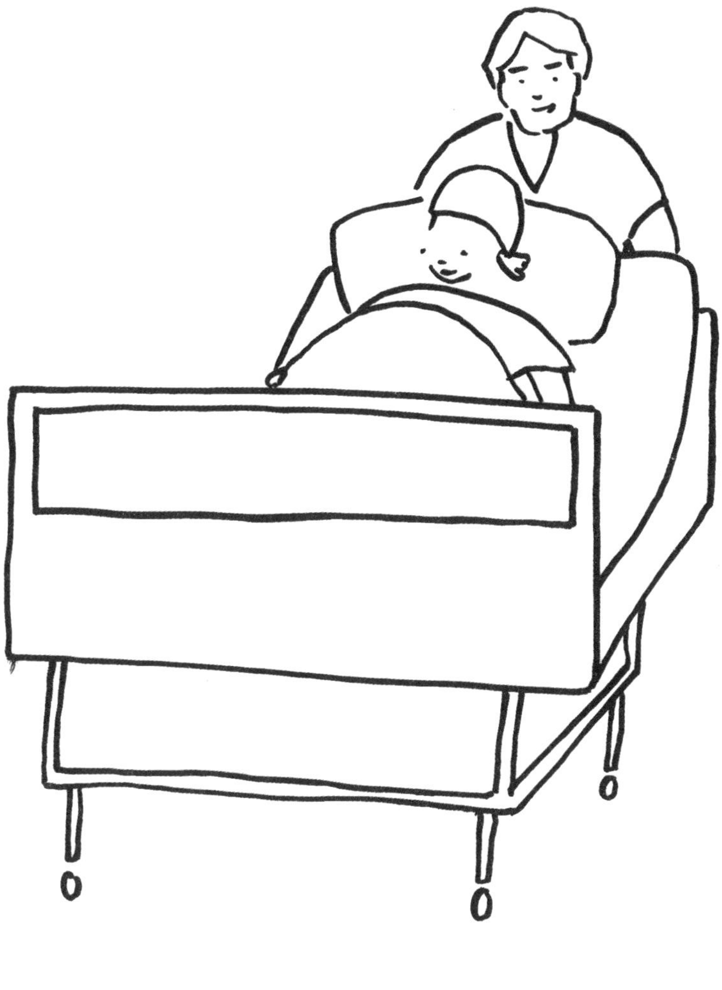

Auf dem Weg
wurde mir von allen Seiten gratuliert.
Das hätte ich nach der Tumor-OP gebraucht.
Diesmal war ich auch ohne Gratulationen glücklich.

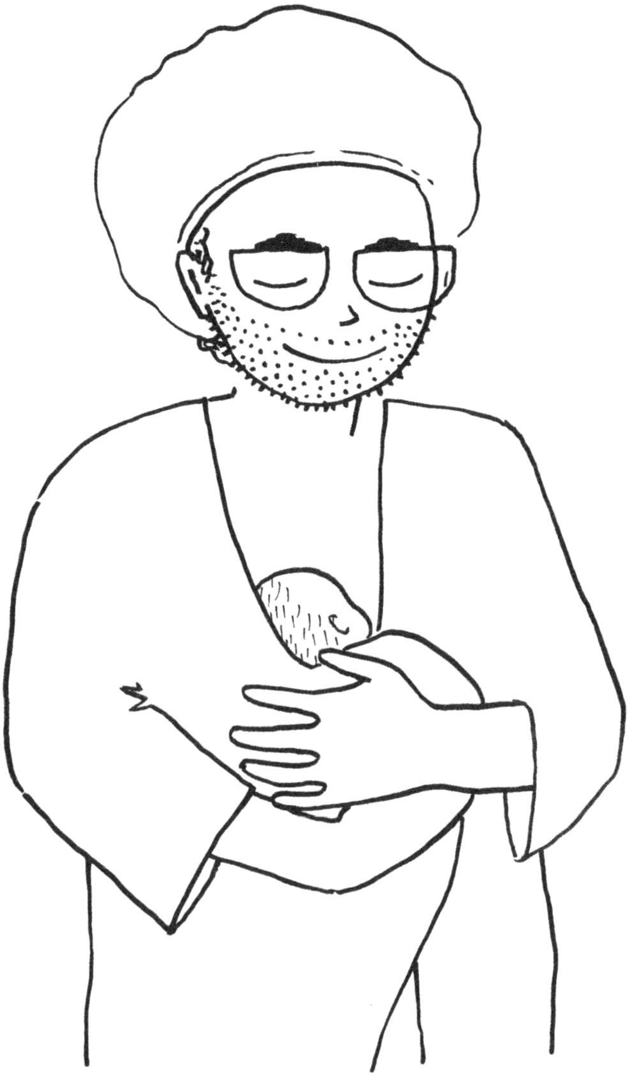

Da warst du.
Deine Frisur sah fast so aus wie meine.
Und alles war gut.

Nur konntest du
unter Babas OP-Kittel keine Milch finden,
dafür aber unter meinem!
Und für die Zeit, in der meine Milch wieder
giftig sein würde, hatte meine Schwägerin
eine Milchspende gemacht.
Fritz ist also nicht nur dein Cousin,
sondern auch dein Milchbruder.

Wir wussten, dass du zu früh geholt werden müsstest,
und haben noch in Berlin dein
erstes Outfit in Größe 44 gekauft –
es stand dir super.

Bei der Geburt wogst du 2630 g,
hast am dritten Tag schon zugenommen,
und wir konnten nach Hause, wo wir dich am liebsten
gleich Paula vorgestellt hätten,
wenn das möglich gewesen wäre.

Dein erster Schrei

war direkt, als mein Bauch aufgerissen war,
du aber eigentlich noch drin warst.
Diese Szene habe ich dir
drei Jahre später nacherzählt:

Du warst so ein freundliches Baby,
dass du gleich 'hallo' gesagt hast.
Und als du draußen warst, ...

... hab ich gesagt:
I like to move it, move it!

Dass du so ein wildes Kind bist,
haben wir erst etwas später gemerkt,
denn die ersten Monate hast du fast durchgeschlafen und bist

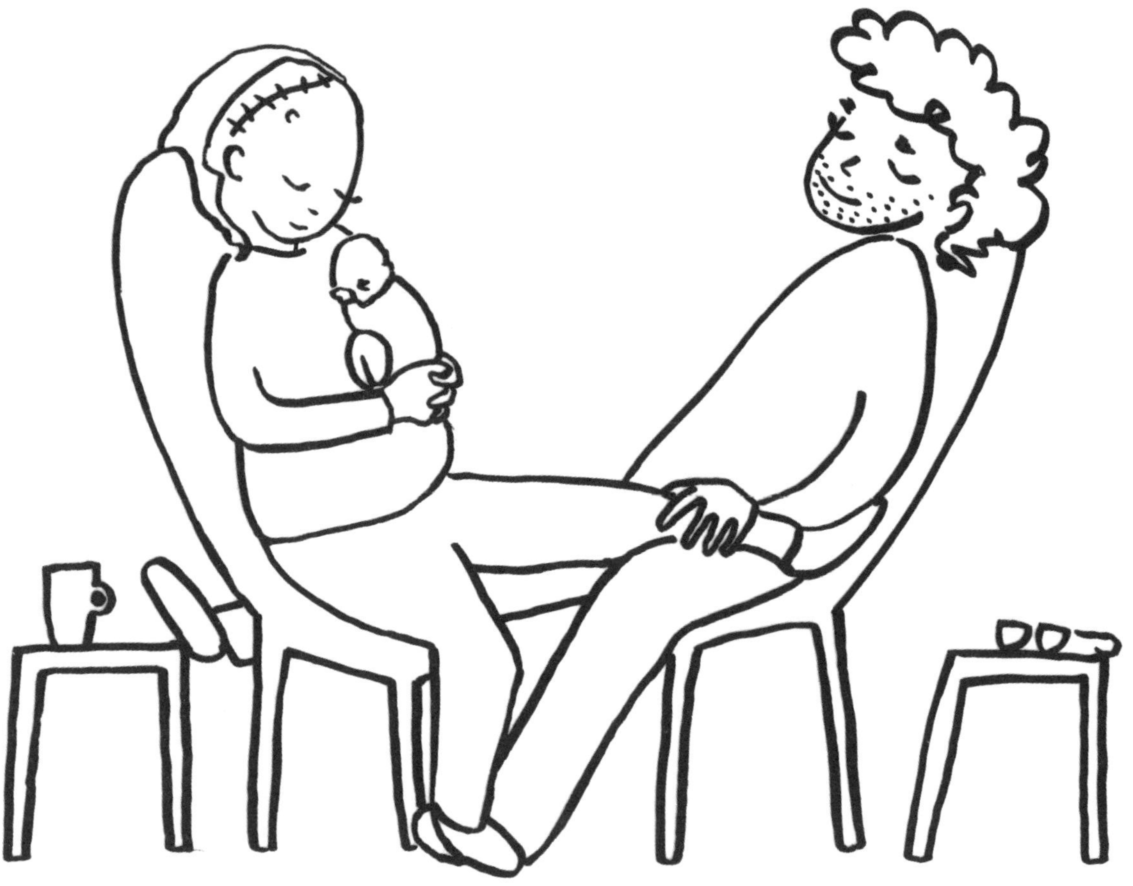

nur zum Trinken kurz aufgewacht. Wenn du satt
warst, hast du gestrahlt, wie in meinem Traum. Du warst
uns so vertraut, als wärst du schon immer bei uns gewesen.

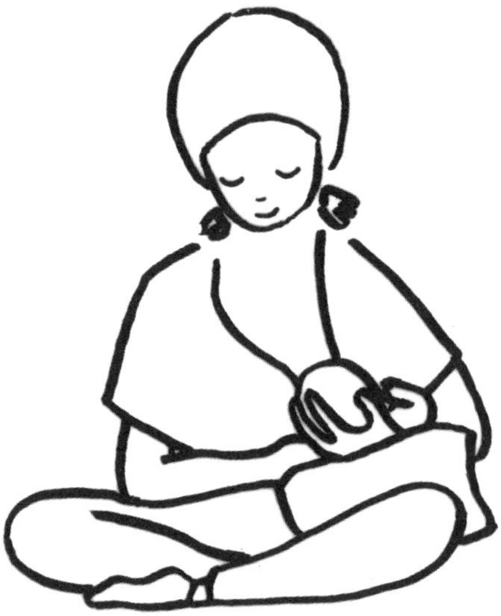

Obwohl ich dich noch stillen durfte,
mussten wir langsam anfangen,

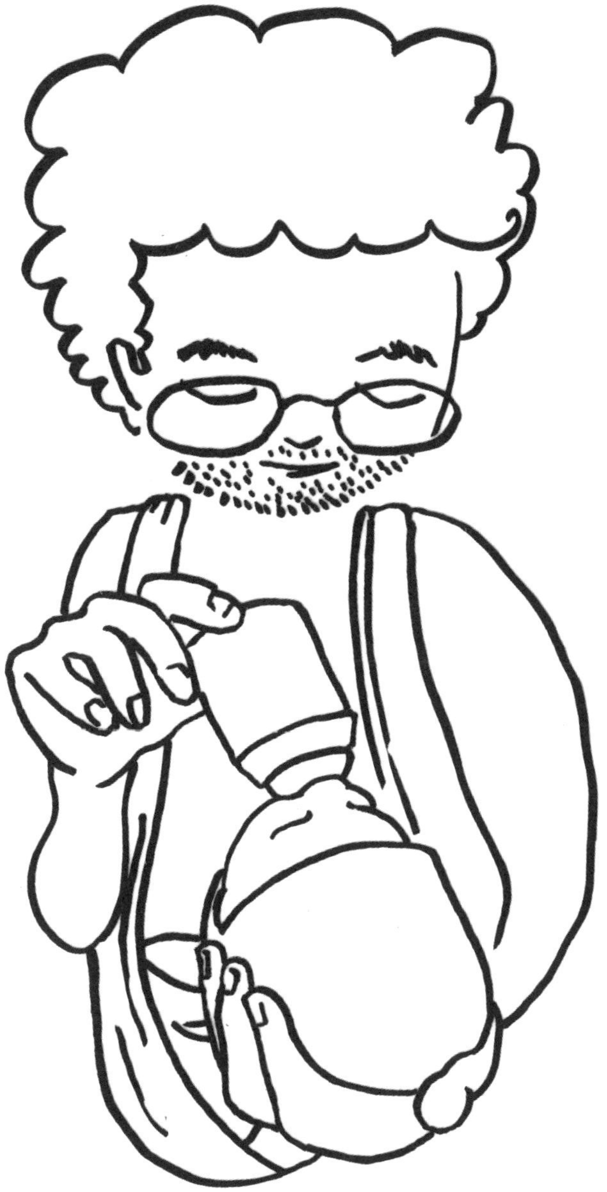

dich ans Fläschchen zu gewöhnen.
Meine Chemo sollte bald weitergehen.

- Der Anfall -

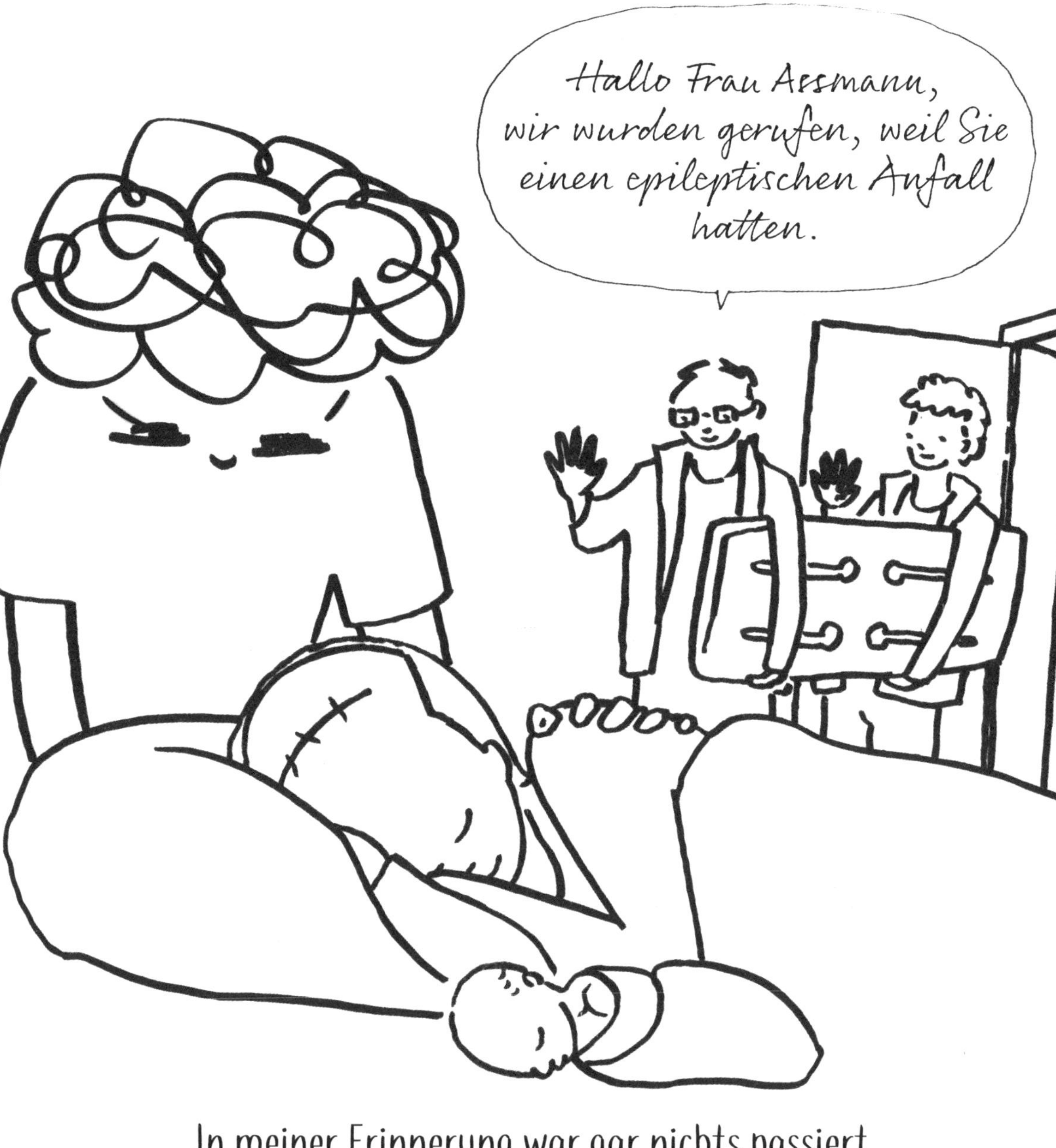
Hallo Frau Assmann, wir wurden gerufen, weil Sie einen epileptischen Anfall hatten.

In meiner Erinnerung war gar nichts passiert.
Nur ein Grund fiel mir ein, warum ich
mitten in der Nacht von Sanitätern geweckt wurde:

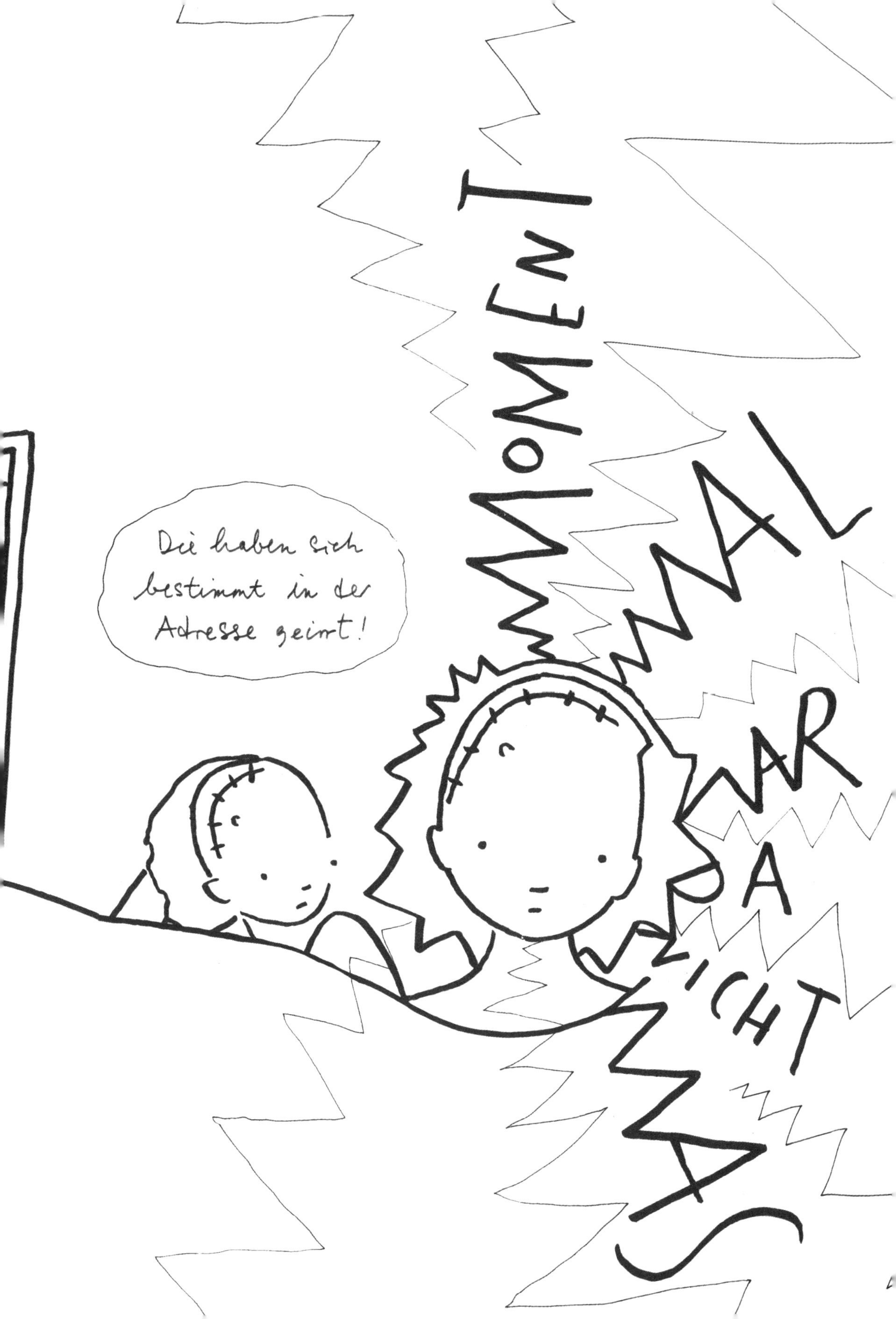
Die haben sich bestimmt in der Adresse geirrt!
MOMENT MAL
WAR DA NICHT WAS

Seit du vor fast einer Woche geboren bist,
fragen meine Eltern immer:

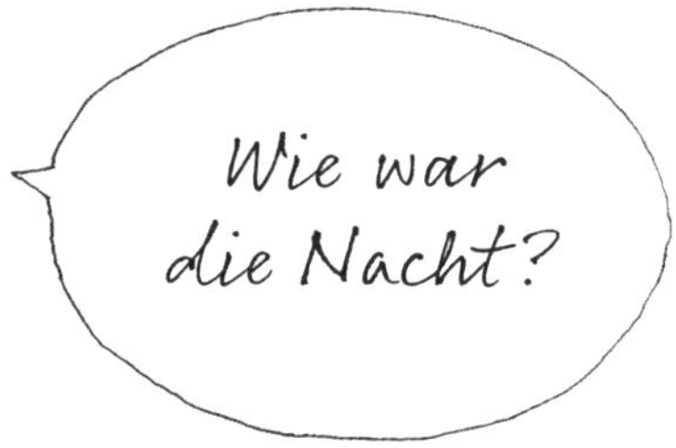

Sie haben wohl vergessen, wie viel Zauber
in den allerersten Nächten mit einem Baby liegt.

Doch in dieser Nacht war etwas
ganz und gar nicht Zauberhaftes passiert.
Tony und ich mussten aufs Klo, und du brauchtest
eine neue Windel. Wir sind ins Badezimmer gegangen,
und als ich auf dem Klo saß, wurde alles plötzlich
ganz seltsam.

Aus Tonys Erzählung weiß ich, dass er sich wenig später
ganz schön anstrengen musste, um mich aufzufangen,
ohne dich loszulassen.

hi hi

So war es:

ha ha

hi hi hi hi

ha ha ha!

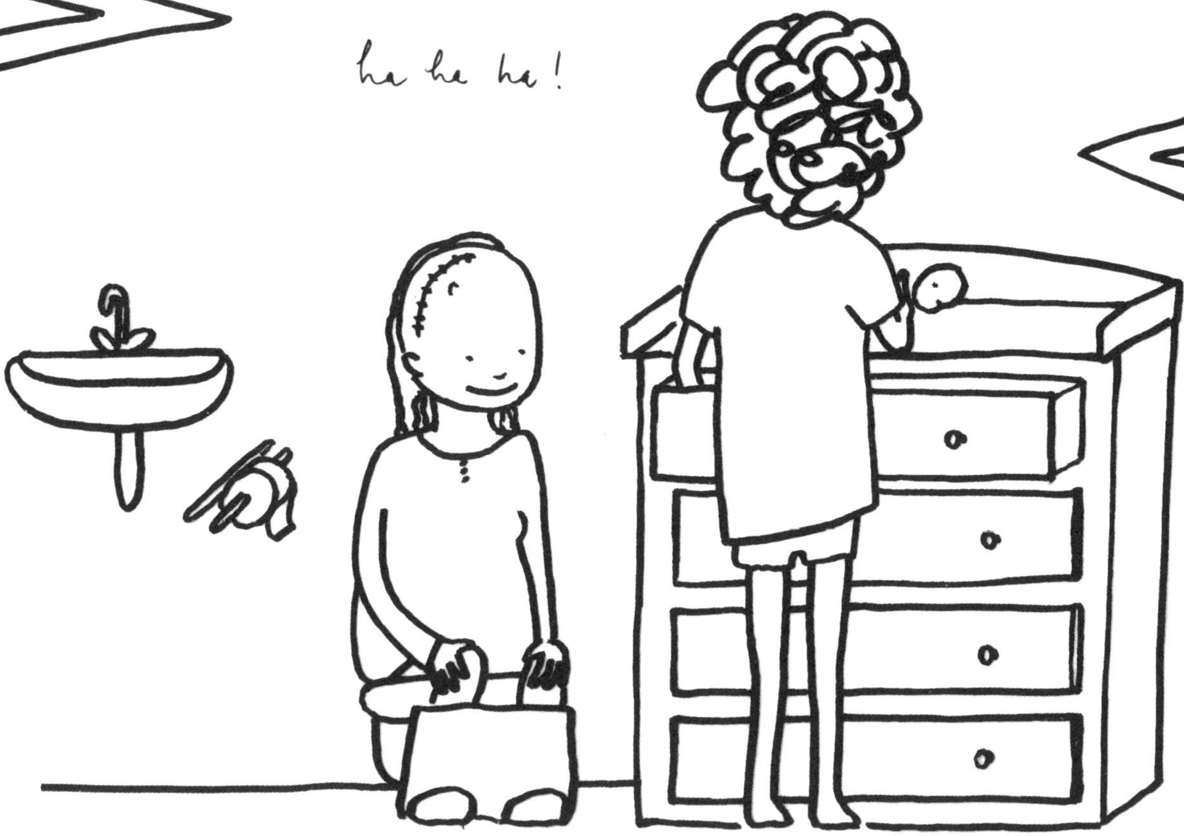

Erst fand ich es lustig,
dass ich wusste,
was ich sagen will, aber nicht, wie.

Dann hat sich
mein Kopf
eigenmächtig

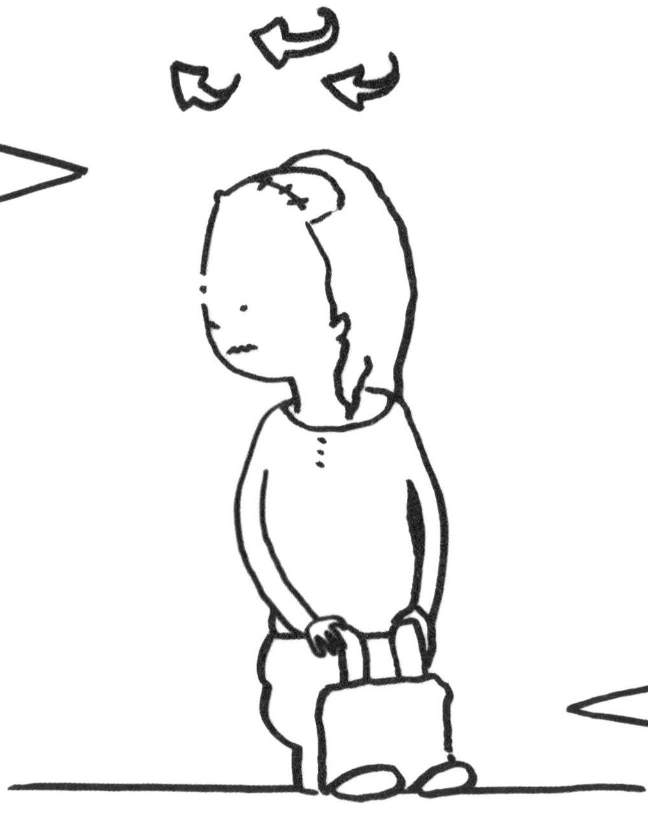

immer wieder
nach rechts gedreht.

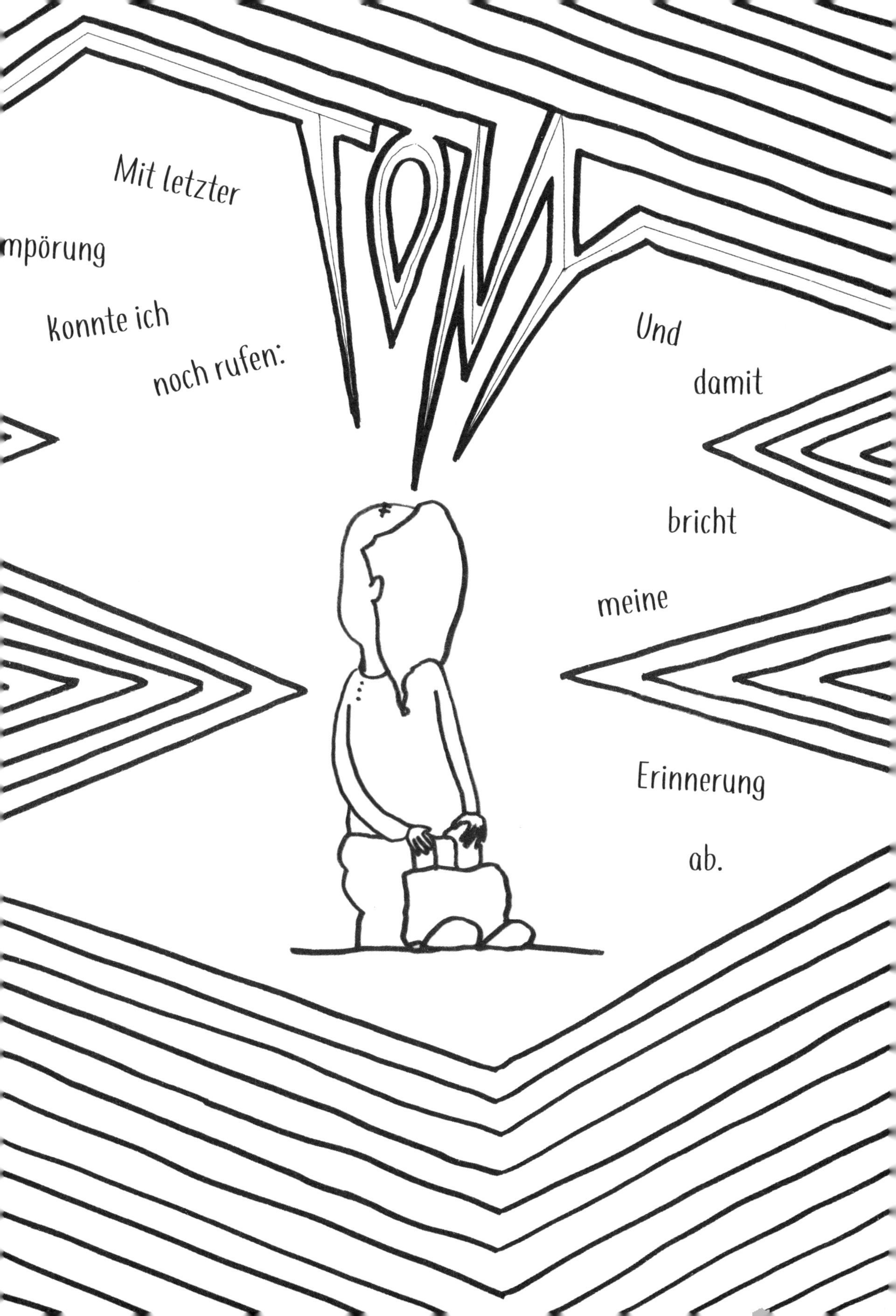
Mit letzter
mpörung
konnte ich
noch rufen:
Und
damit
bricht
meine
Erinnerung
ab.

So unabsehbar, wie der epileptische Anfall
für uns war, so absehbar war er für die Ärzte.
Risikofaktoren sind nämlich etwa Schlafentzug und
auch die Hormonumstellung nach einer Schwangerschaft.

Aber es ist passiert, als es passieren durfte:
Zum ersten Mal hatte ich für die Nacht
Milch abgepumpt und deine Tante Corinna hat
mit ihrer Freundin Kristin bei uns geschlafen.

Als Tony und ich mit dem Krankenwagen
abtransportiert wurden,
lagen Corinna und Kristin neben dir
mit dem Milchfläschchen.

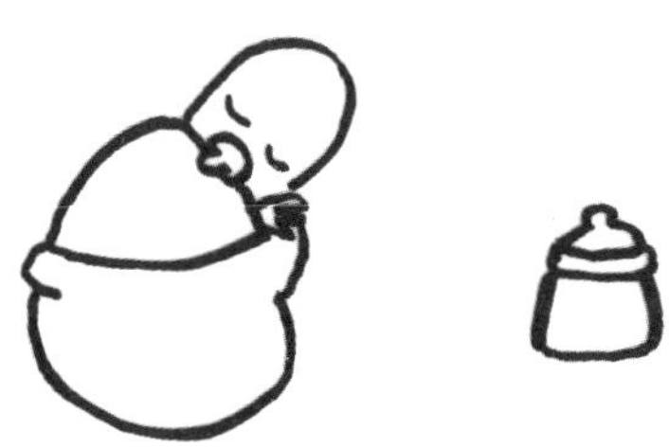

Und du hast mal wieder nichts gemerkt.

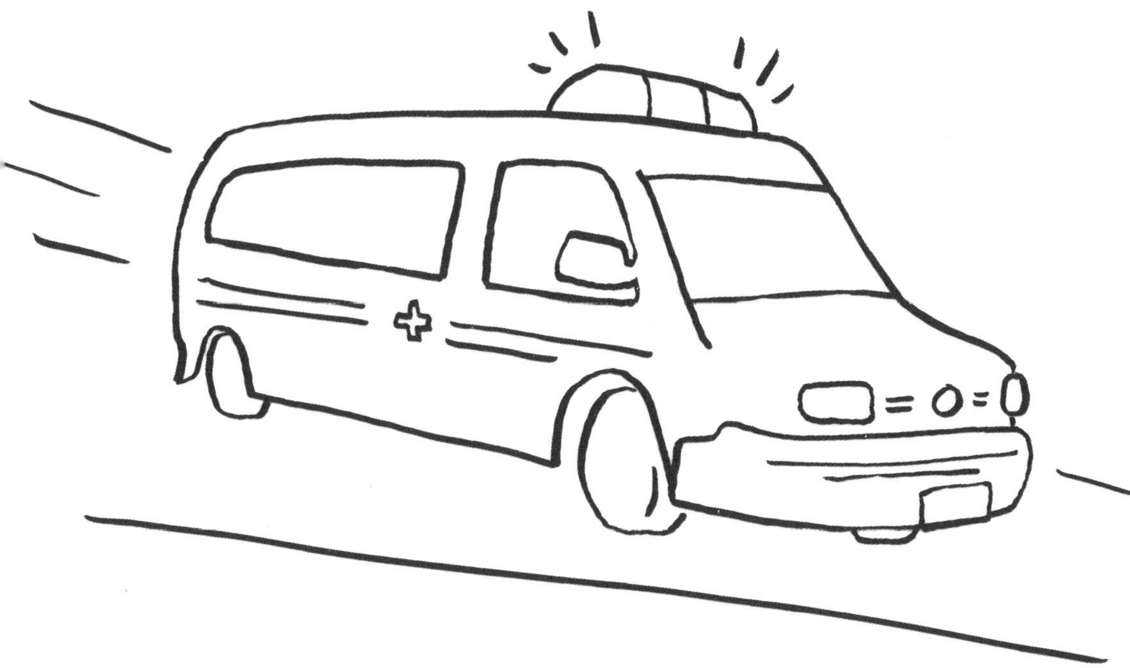

Ich dagegen schon.

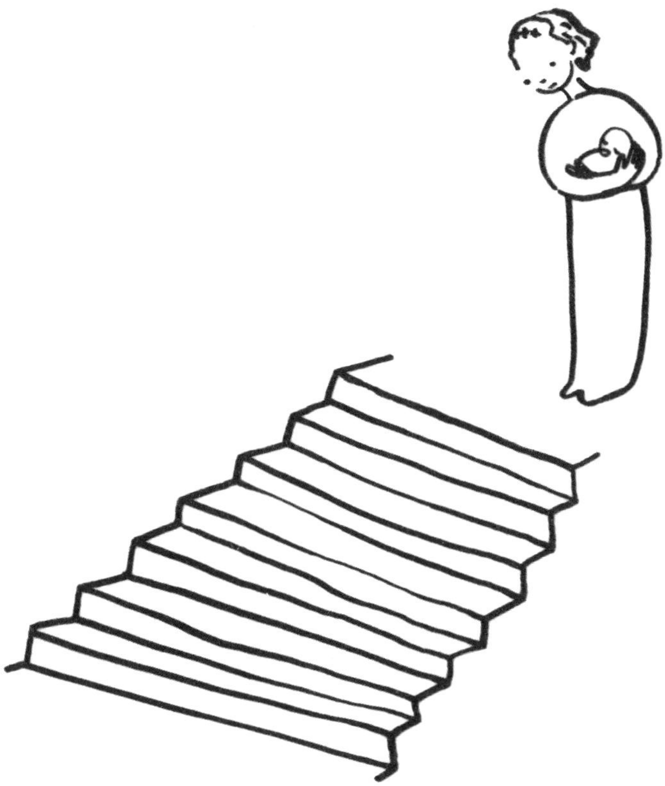

Eine ganze Weile konnte ich dich nicht
die Treppe hinauf und hinunter tragen, die das
Schlafzimmer mit der Küche verbindet, ...

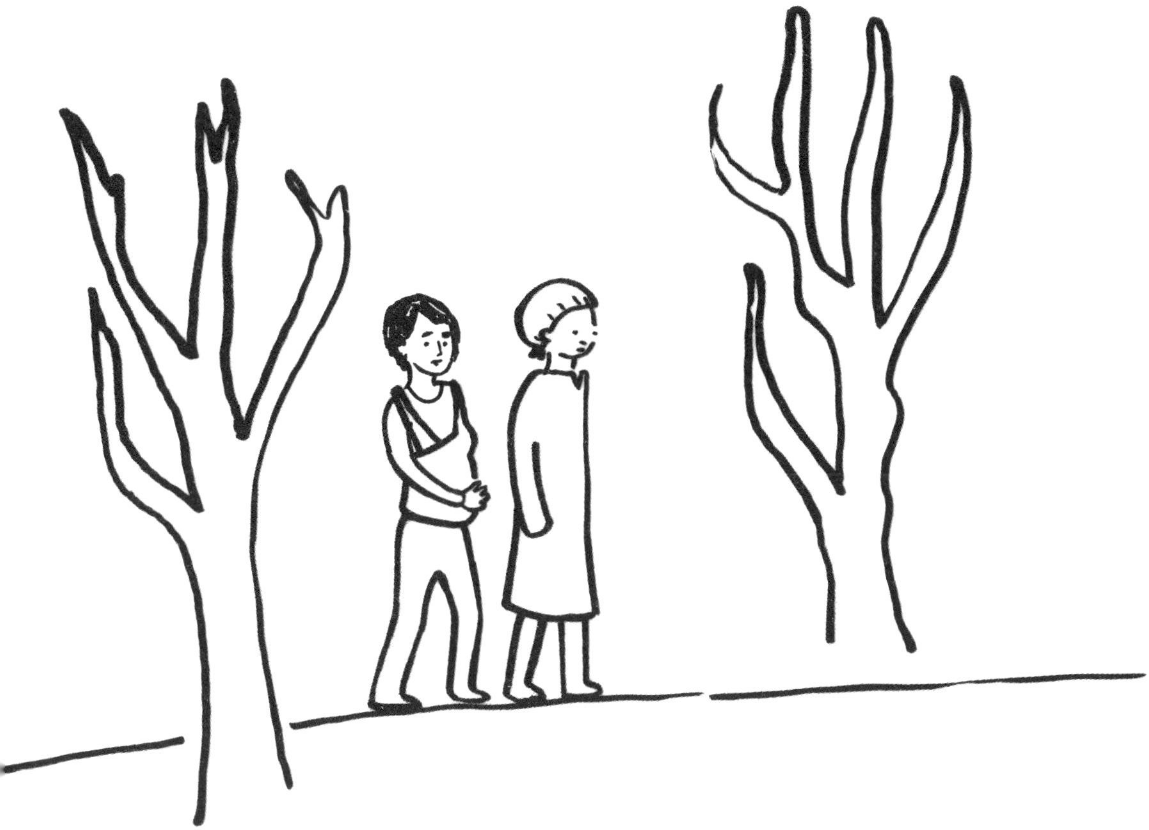

… und auch nicht draußen.
Als deine Patentante Eva zu Besuch kam,
durfte sie dich tragen.

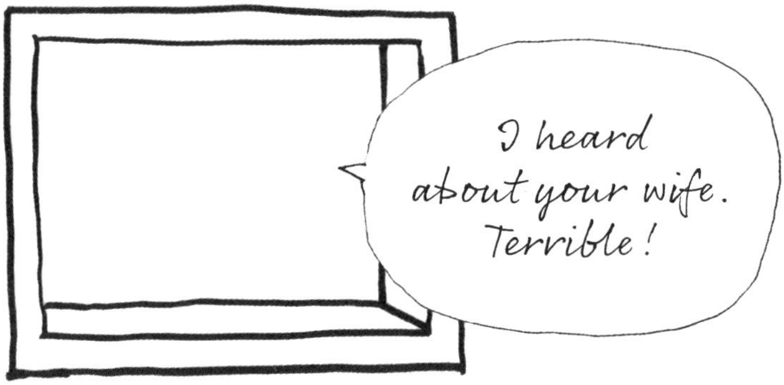

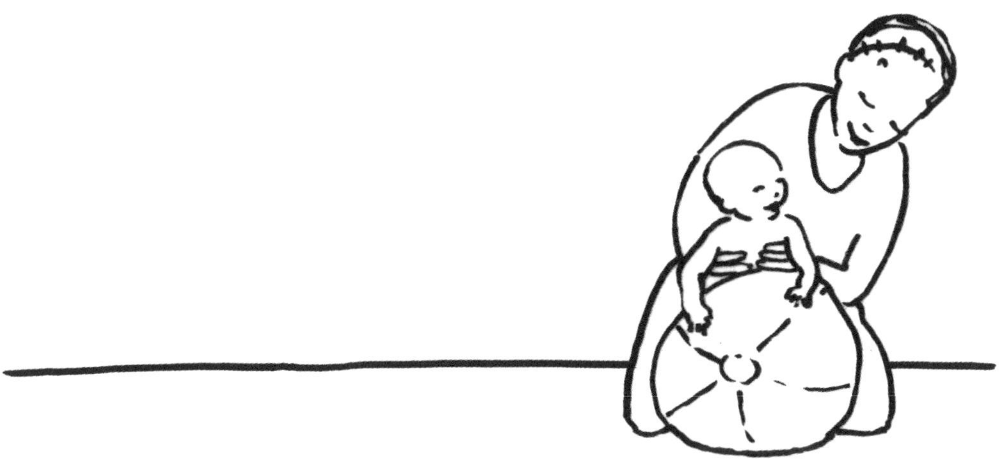

Ich konnte dich nur halten.
Jetzt war ich die kranke Nachbarin aus dem Lied,
das ich dir nicht vorsingen wollte.

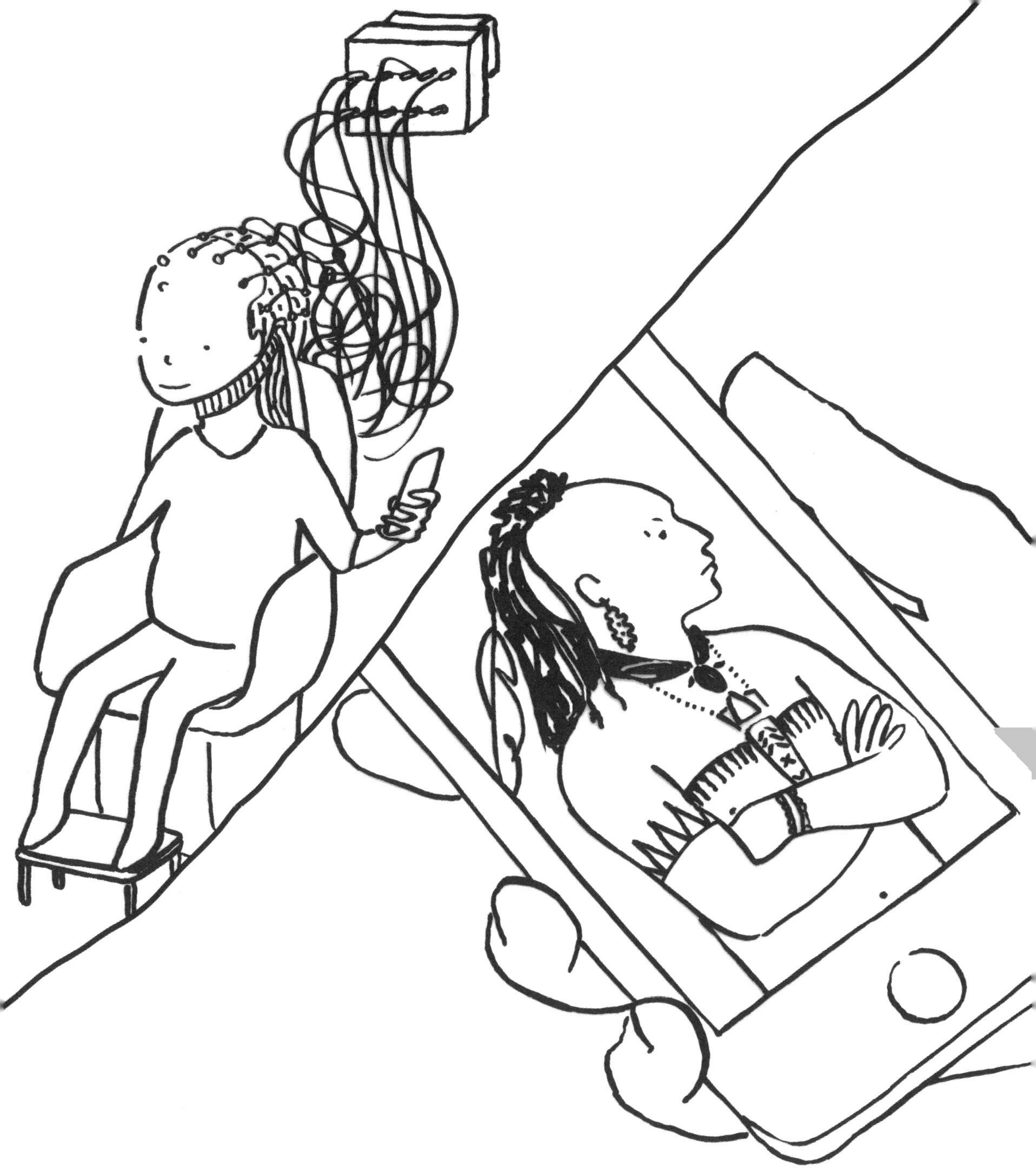

Aber immerhin bekam ich lustige Reaktionen von deinem Onkel Vincent auf mein Selfie, als der elektrische Strom in meinem Kopf gemessen wurde. Ich finde es immer noch irgendwie verrückt, dass das Gehirn Strom zum Denken braucht.

Nach dem epileptischen Anfall
stieg aber vor allem meine Angst
vor dem Ergebnis des nächsten MRTs.

Mit dir im Bauch konnte ich
kein Kontrastmittel bekommen,
das Tumorzellen zum Leuchten bringt.
Jetzt, wo du geboren warst, kam der Moment der Wahrheit.
Mein Onkel Georg, der Krebsforscher,
ist angereist, um beim
Arztgespräch dabei zu sein.
Zum Glück sah das MRT tipptopp aus!

Bei der Gelegenheit hat Georg uns gleich noch meine
IDH-Mutation erklärt, und zwar mit einem roten Stift auf
dem Kühlschrank, den er als Tafel zweckentfremdet hat.
Auf dem Küchentisch hat er aus Obst und Nüssen
ein Molekül nachgebildet.

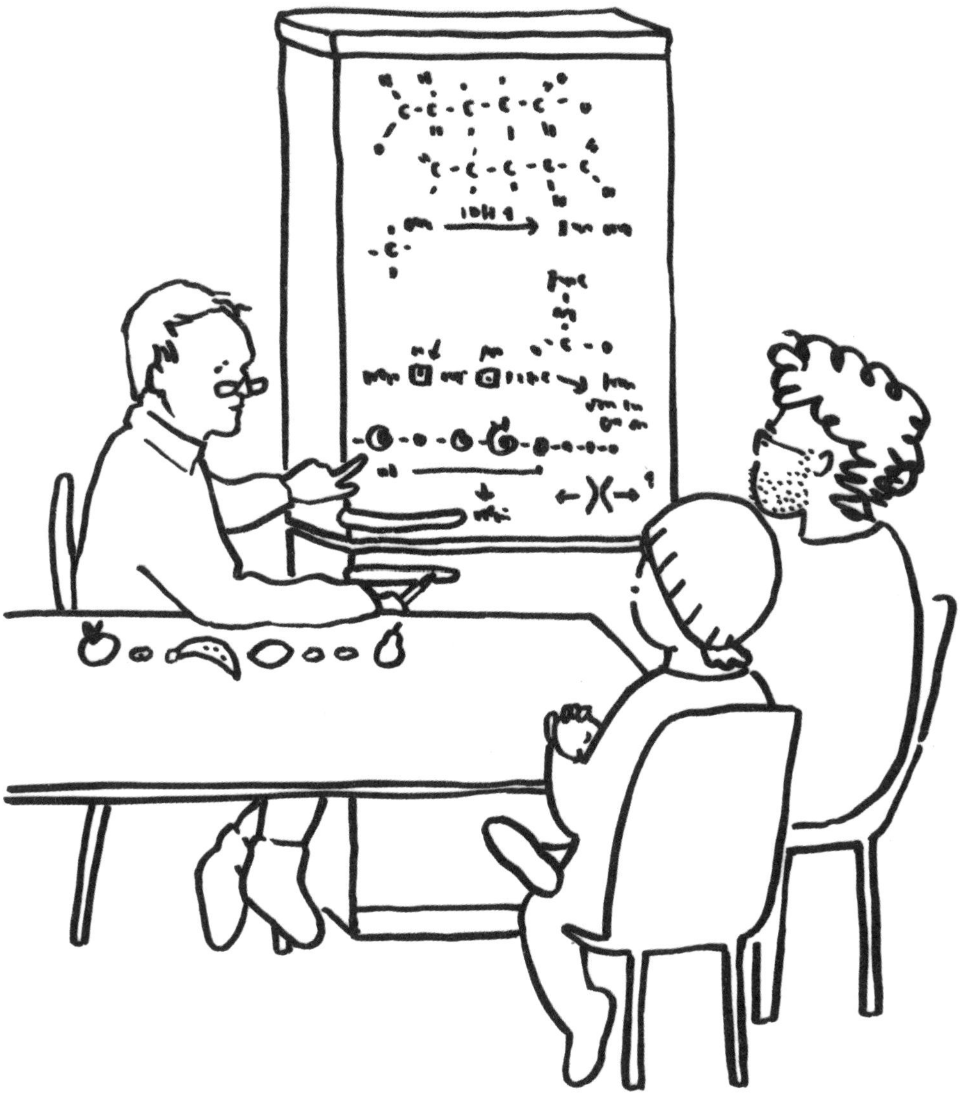

Ich glaube, wir drei
haben ähnlich viel verstanden.

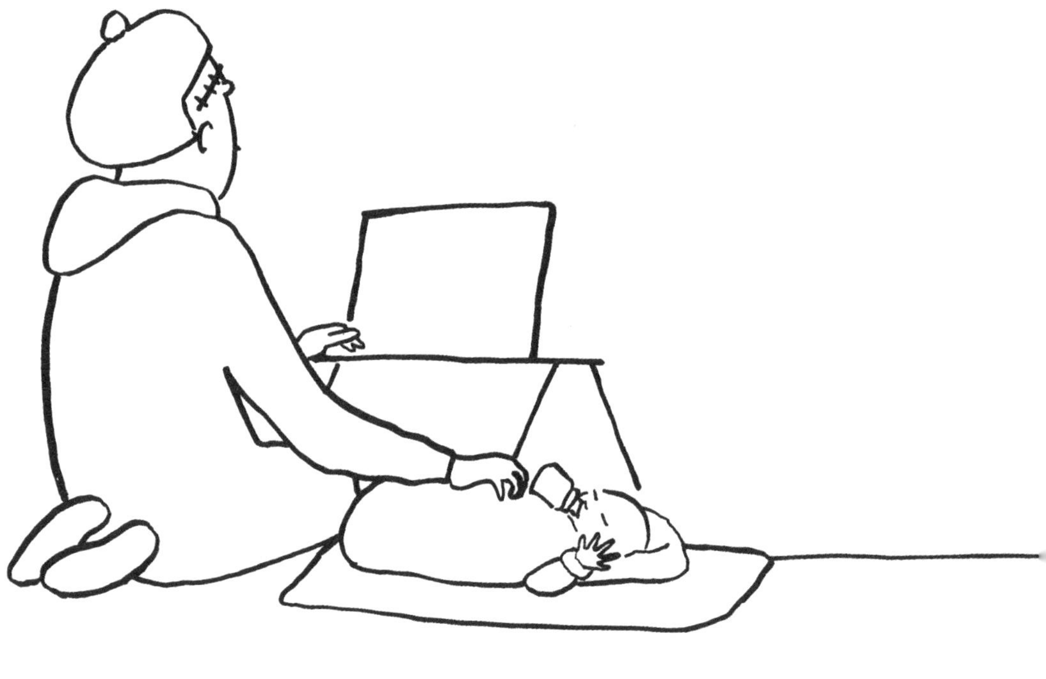

Chemie war noch nie mein Ding, aber die Erklärfilme konnte ich animieren, das ist auch kompliziert.

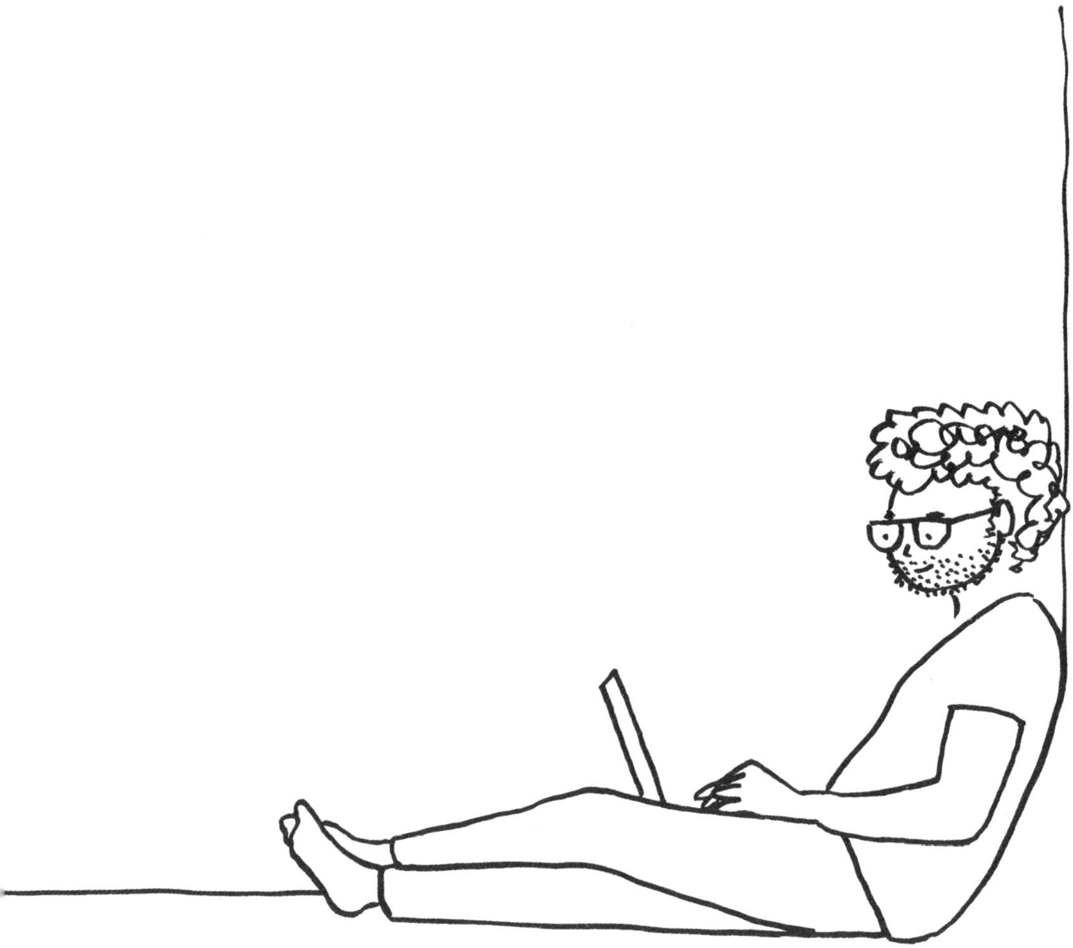

Und du konntest schon ganz allein trinken.
Unsere Hebamme nannte dich ein »Anfängerbaby«.

- Mein Chemojahr -

Auch in Heidelberg bekommen Patient·innen
erst mal die Standardtherapie für ihre Krankheit.
Das heißt für mich, dass ich erst jeden Monat
eine Woche lang die altbekannte Temodalchemotablette
nehme und dann drei Wochen Pause mache,
um mich zu erholen.

Zusätzlich habe ich alle drei Monate
ein Kontroll-MRT, um zu schauen,
ob der Tumor wiederkommt.

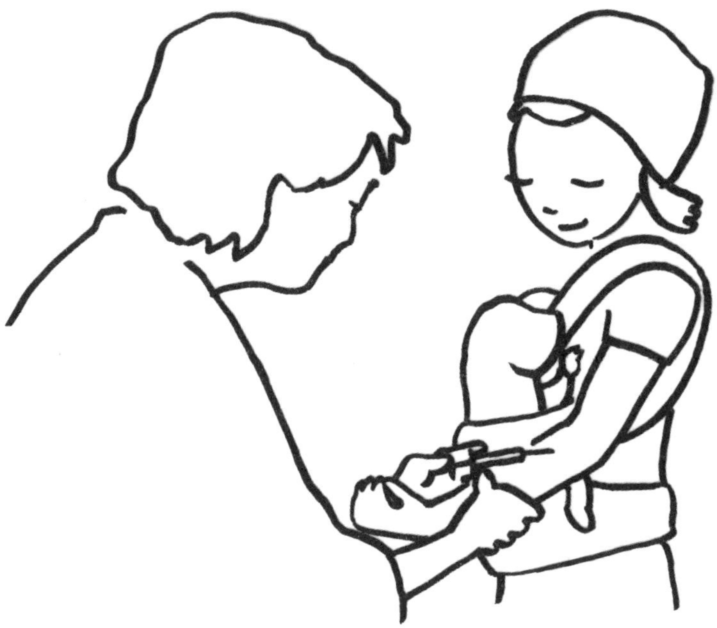

Das mit den Blutwerten
kannte ich jetzt schon.

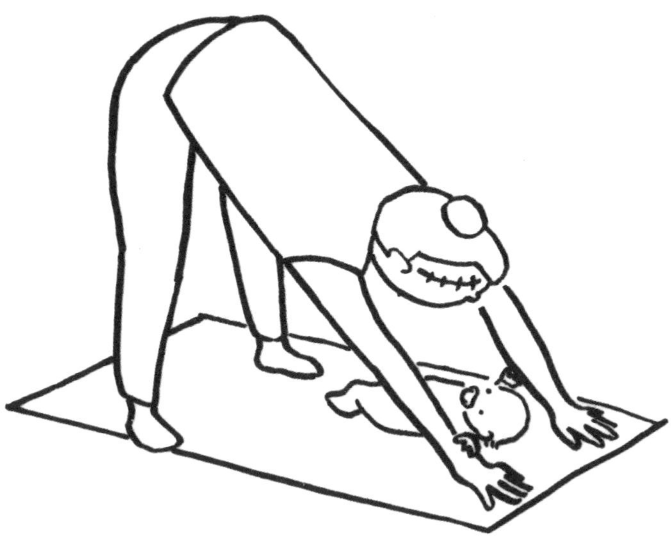

Manchmal war ich
eine Mutter wie jede andere.

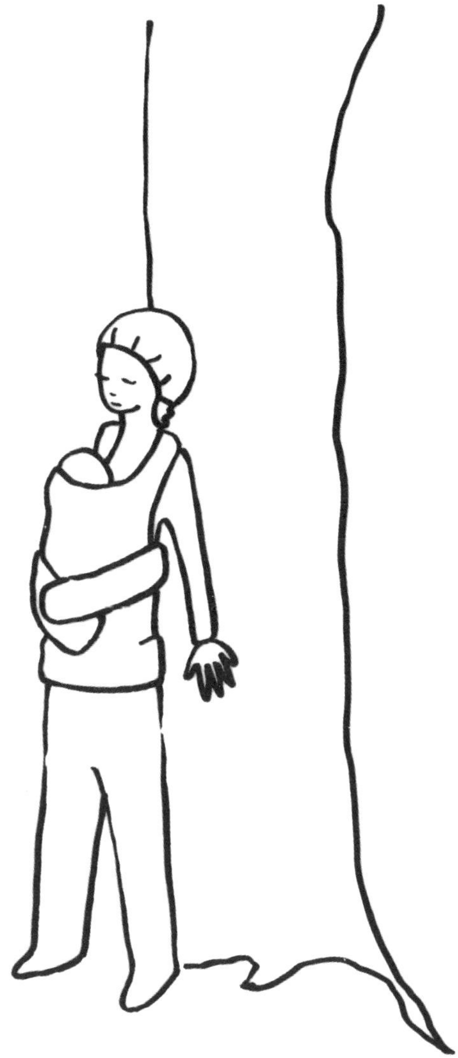

Manchmal auch nicht.

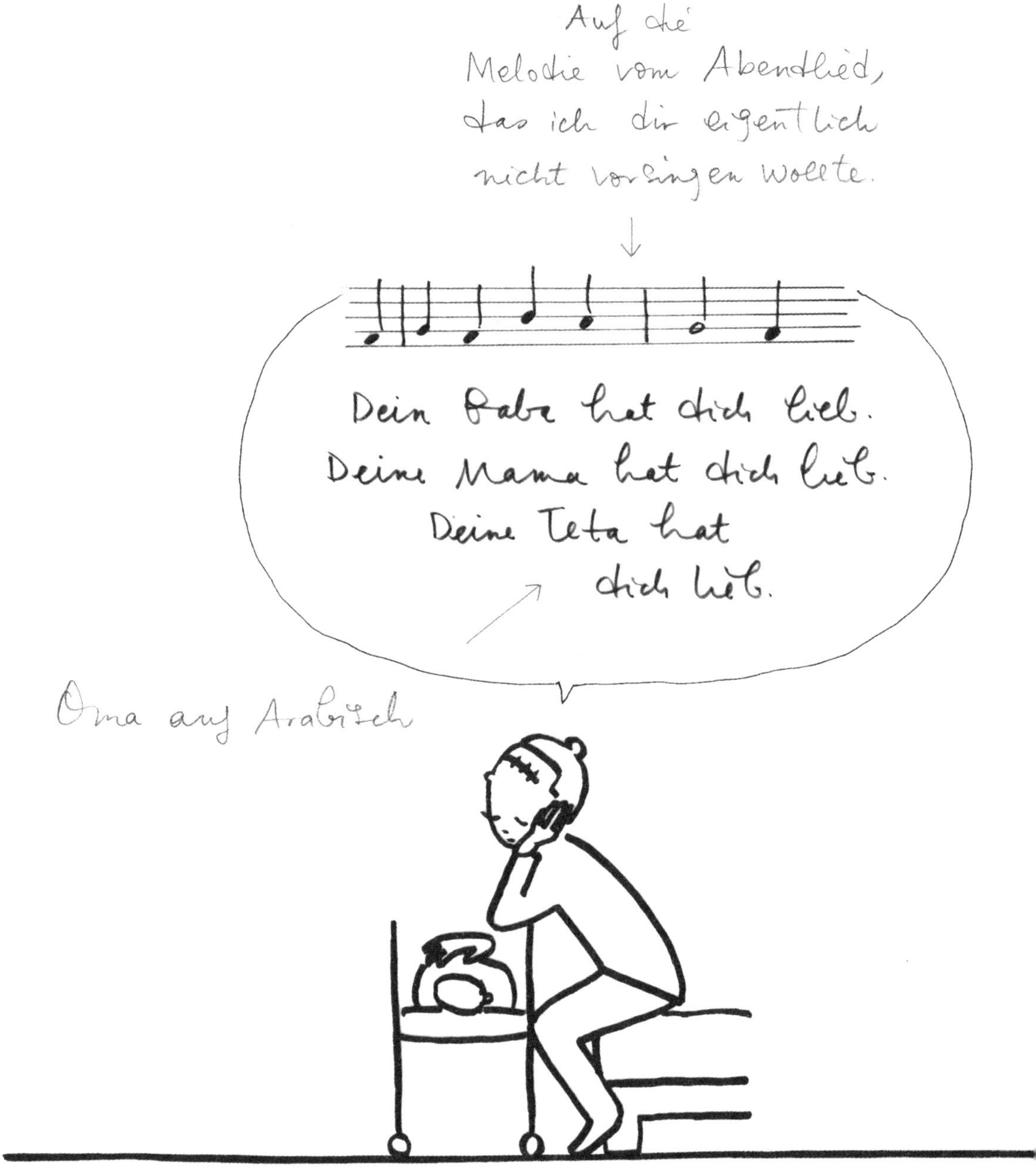
Auf die Melodie vom Abendlied, das ich dir eigentlich nicht vorsingen wollte.
Dein Baba hat dich lieb.
Deine Mama hat dich lieb.
Deine Teta hat dich lieb.
Oma auf Arabisch

Weil ich mir als Kind nicht sicher war,
ob ich geliebt werde, wollte ich bei dir da
keine Zweifel aufkommen lassen. Außerdem
wusste ich nicht, wie viel Zeit uns zusammen bleibt.

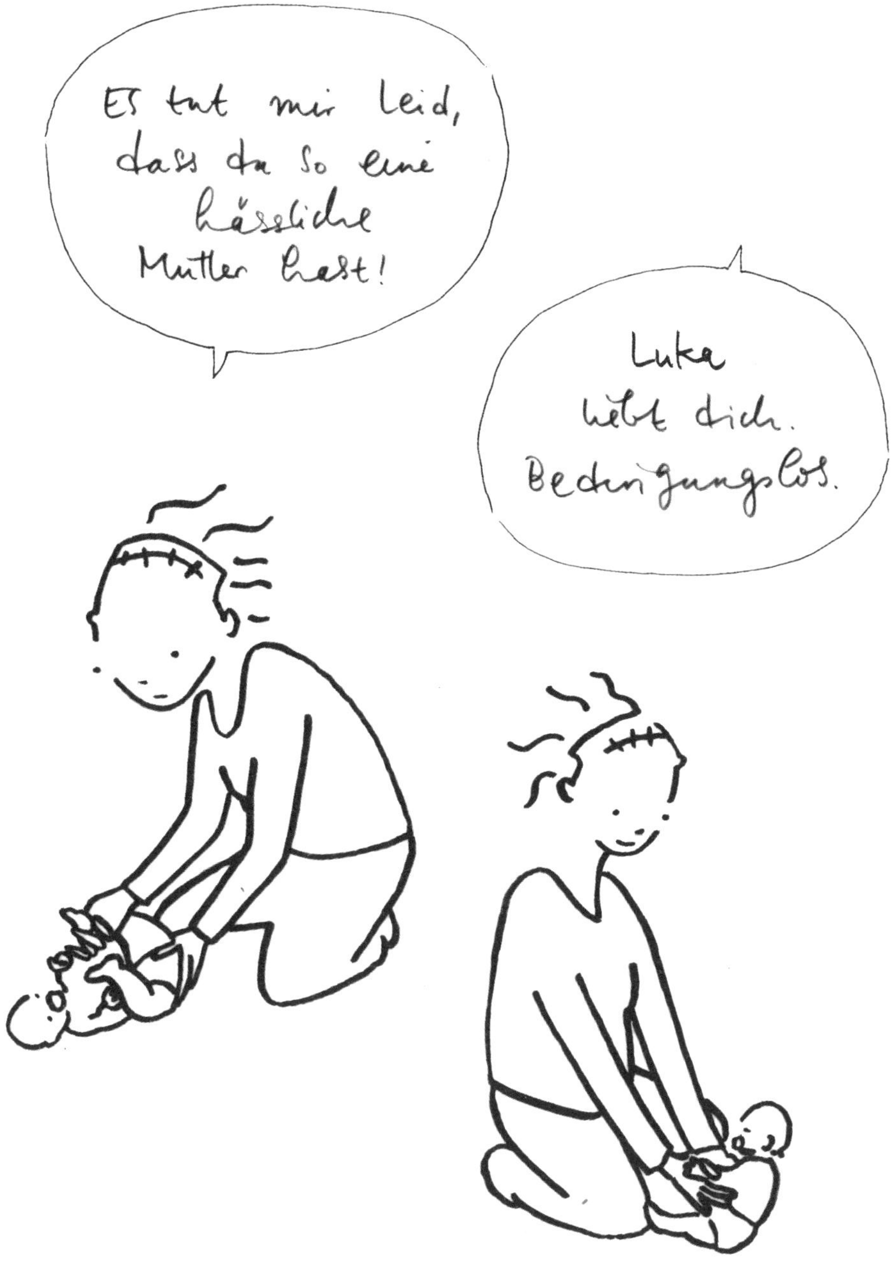
Es tut mir leid, dass du so eine hässliche Mutter hast!
Luka liebt dich. Bedingungslos.

Meine komische Frisur hat dich zum Glück gar nicht gestört. Du wusstest noch nicht, was sie bedeutet, und kanntest noch keine Schönheitsideale.

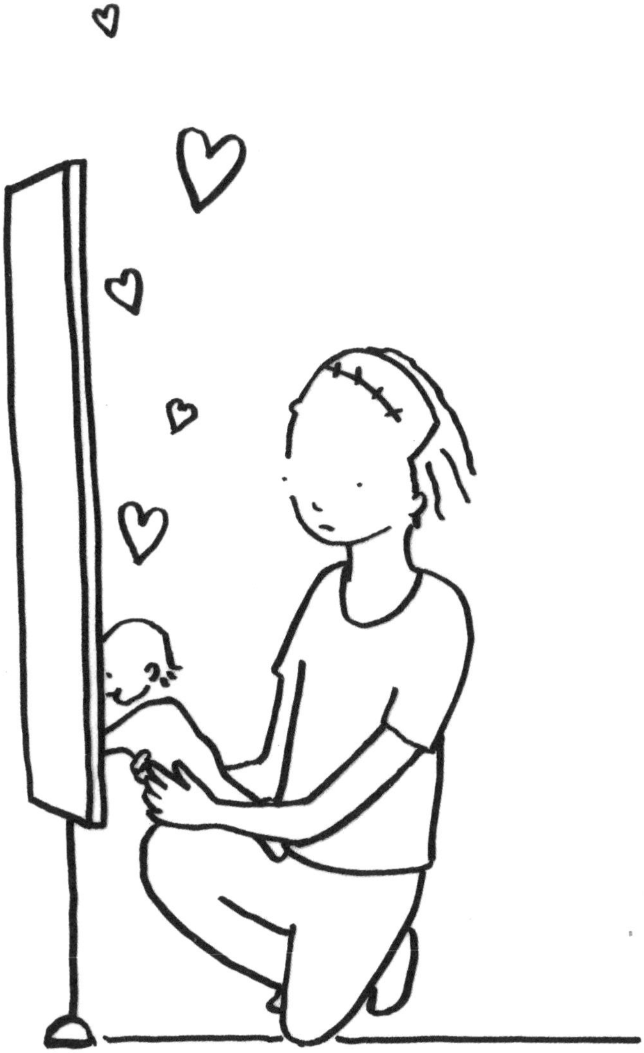

Du liebst dein Spiegelbild so, wie es ist.
Mir fällt das nicht so leicht,

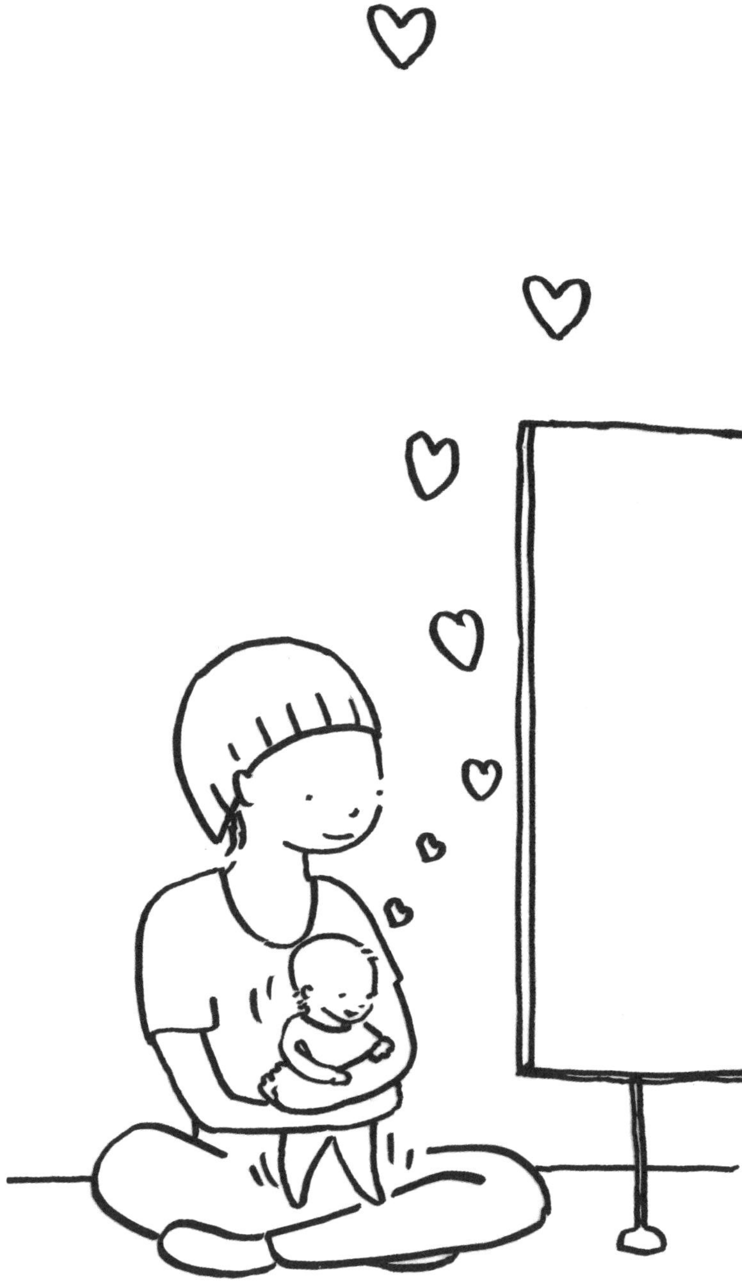

dabei wollte ich mich
nie wieder »nicht schön genug« finden.

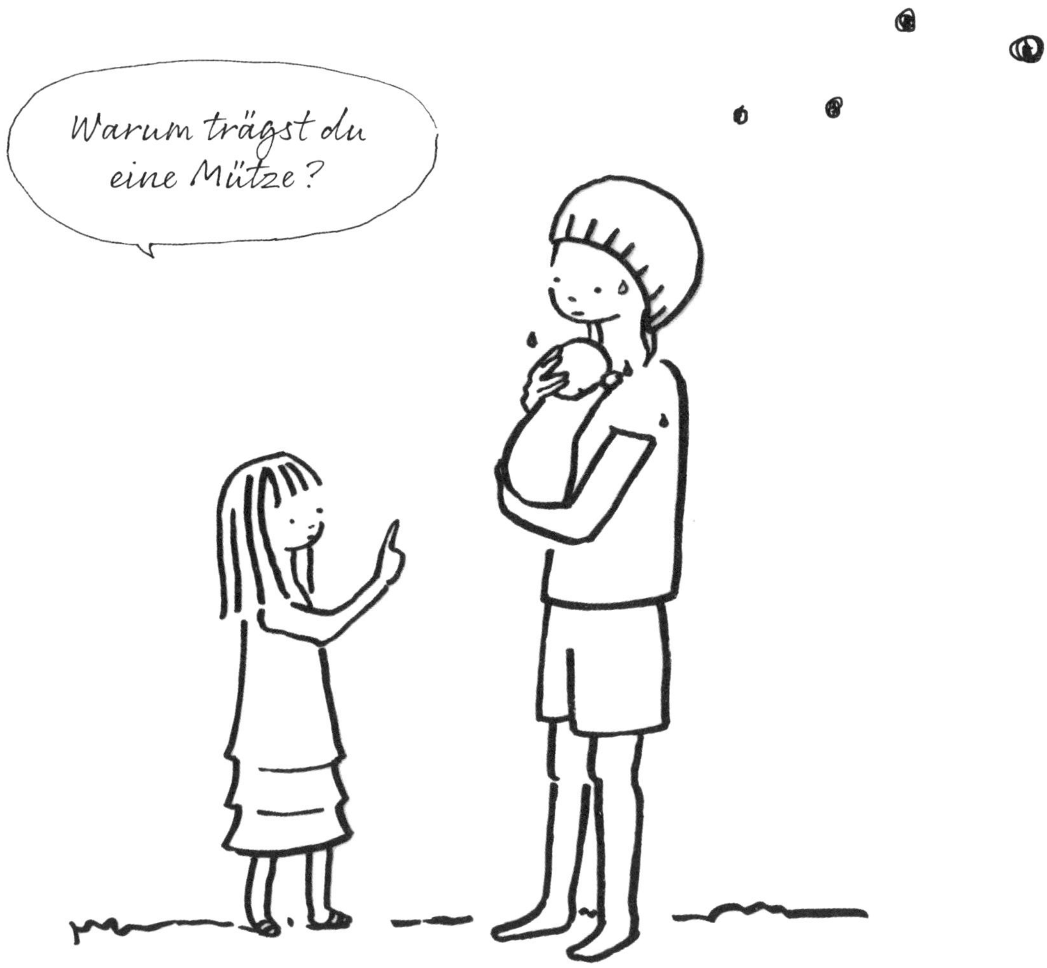

... wurde ich einmal gefragt.
Ich hatte keine Antwort.

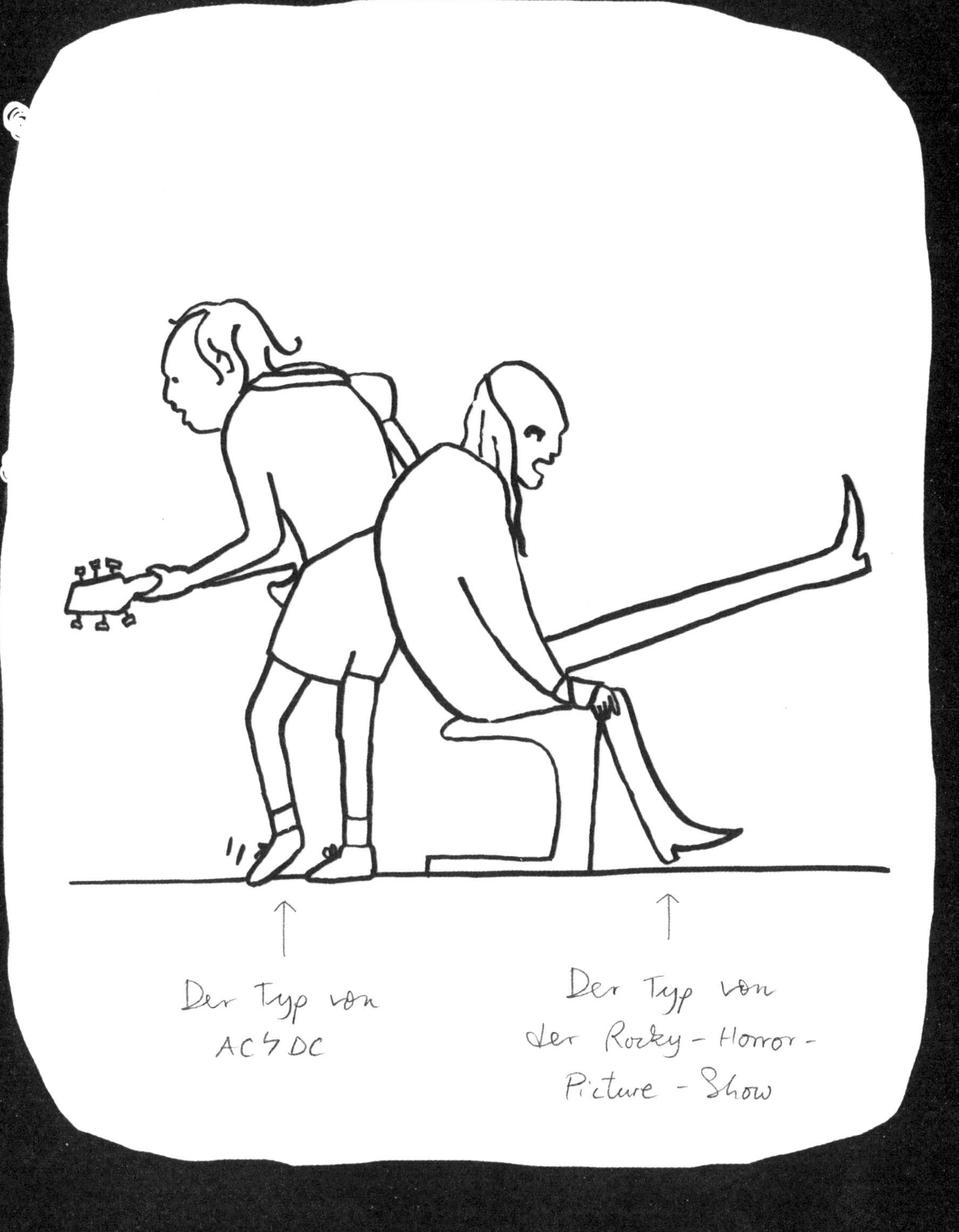

Sie kannte ja die Personen nicht,
mit denen ich im Spaß verglichen wurde.

Ein Sonnenhut war auch keine Lösung.

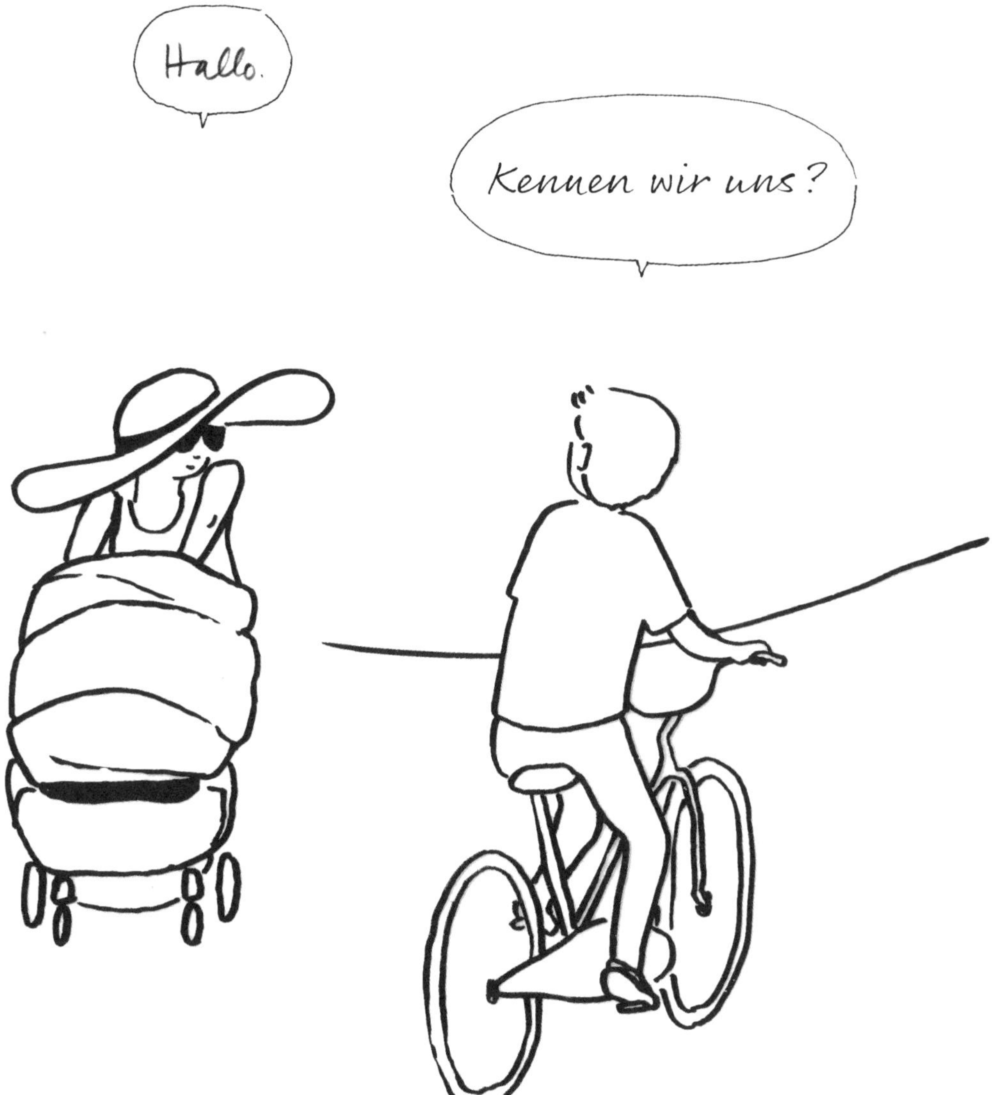

Auch diesmal habe ich die Chemo nicht gut vertragen. Wegen meiner schlechten Blutwerte wurden jeden Monat die Chemodosis geringer

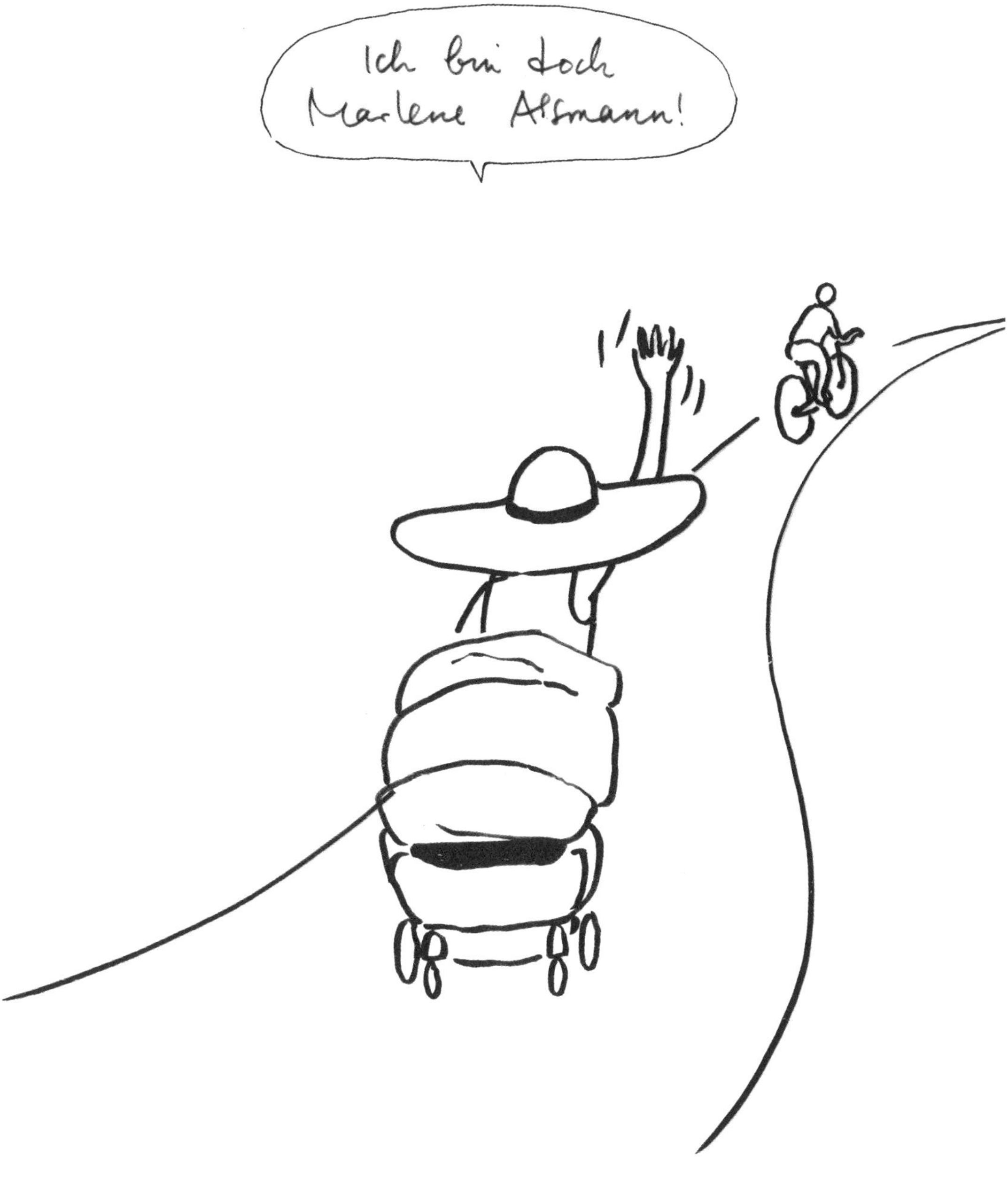

und die Pausen länger.
Diesmal waren auch die
weißen Blutkörperchen betroffen.

Die weißen Blutkörperchen sind
Teil des Immunsystems; wenn ich zu wenige habe,
muss ich wieder Menschenmengen meiden,
also auch Flughäfen und Flugzeuge.

Ich wollte aber nach Libanon,
deine Teta sollte dich kennenlernen,
und wir wollten Paula endlich zu uns holen.

Gerade noch rechtzeitig
stiegen meine Blutwerte in einen Bereich,
in dem ich mit Maske fliegen durfte.

Damit Paula nach Europa reisen durfte, bekam sie
einen Chip und musste drei Monate in Quarantäne, das heißt, sie
durfte solange Tetas Garten nicht verlassen.
Bei der nächsten Reise würden wir
endlich zu viert zurück nach Heidelberg kommen:
Du, Tony, ich und Paula.

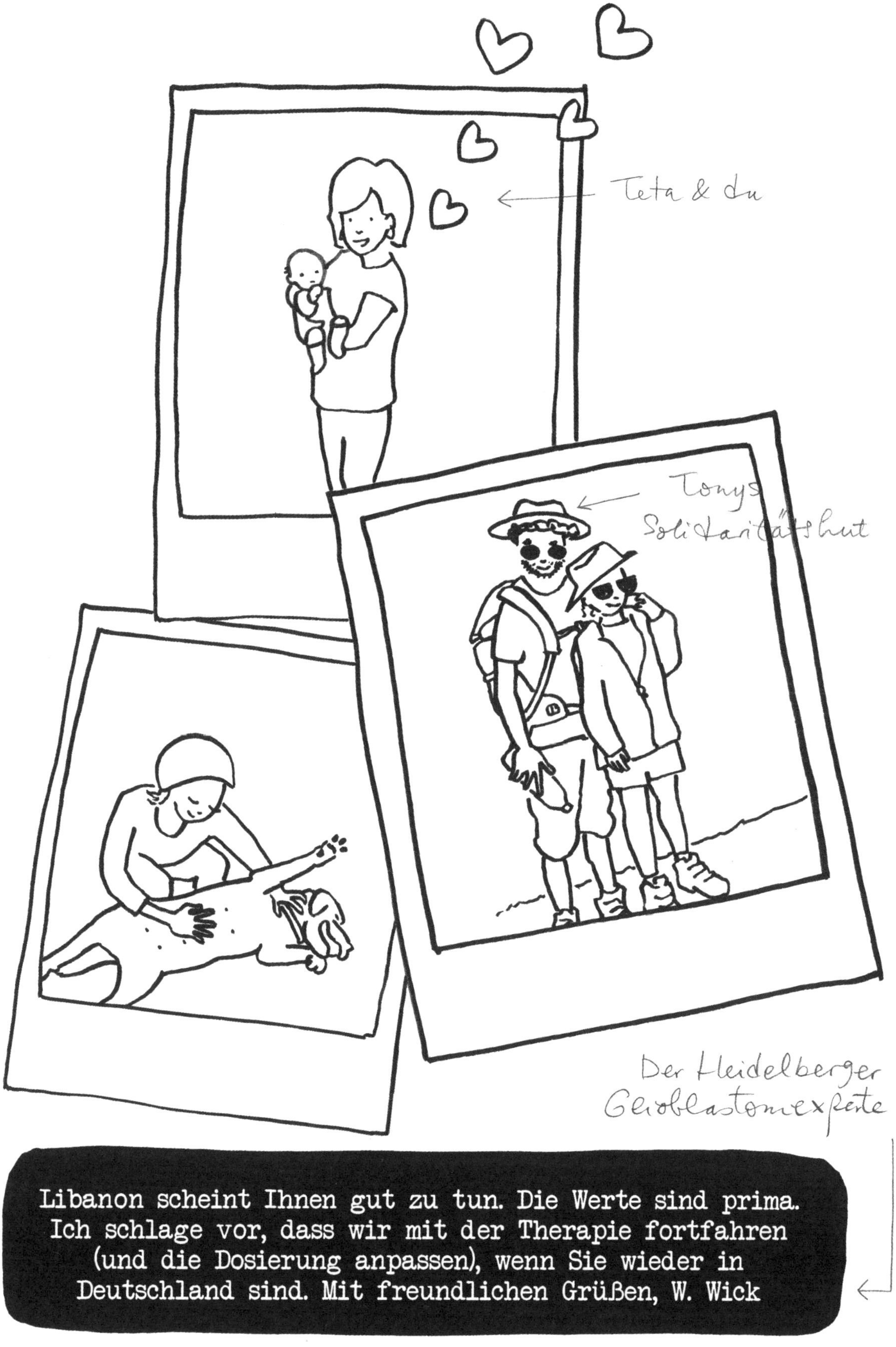
Teta & du
Tonys Solidaritätshut
Der Heidelberger Glioblastomexperte
Libanon scheint Ihnen gut zu tun. Die Werte sind prima. Ich schlage vor, dass wir mit der Therapie fortfahren (und die Dosierung anpassen), wenn Sie wieder in Deutschland sind. Mit freundlichen Grüßen, W. Wick

- Mein sekundärer Krankheitsgewinn -

ist zum Beispiel
mein Behindertenausweis,

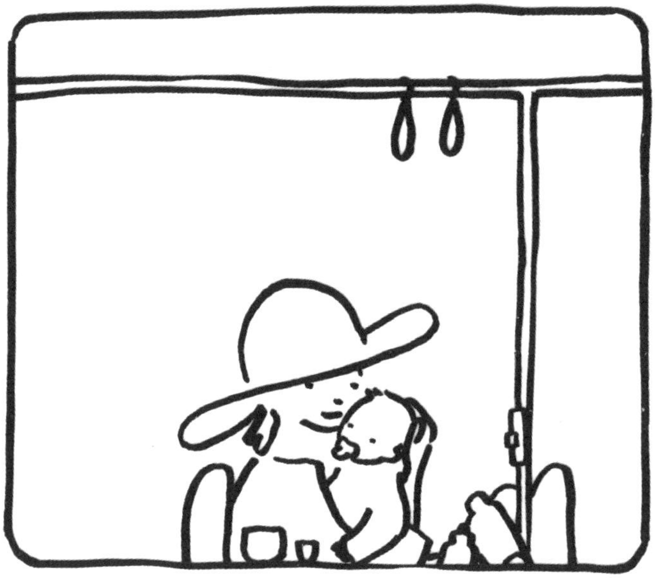

mit dem wir
kostenlos Bus fahren können,

und dass wir Dinge machen,
die wir sonst vielleicht nicht gemacht hätten.

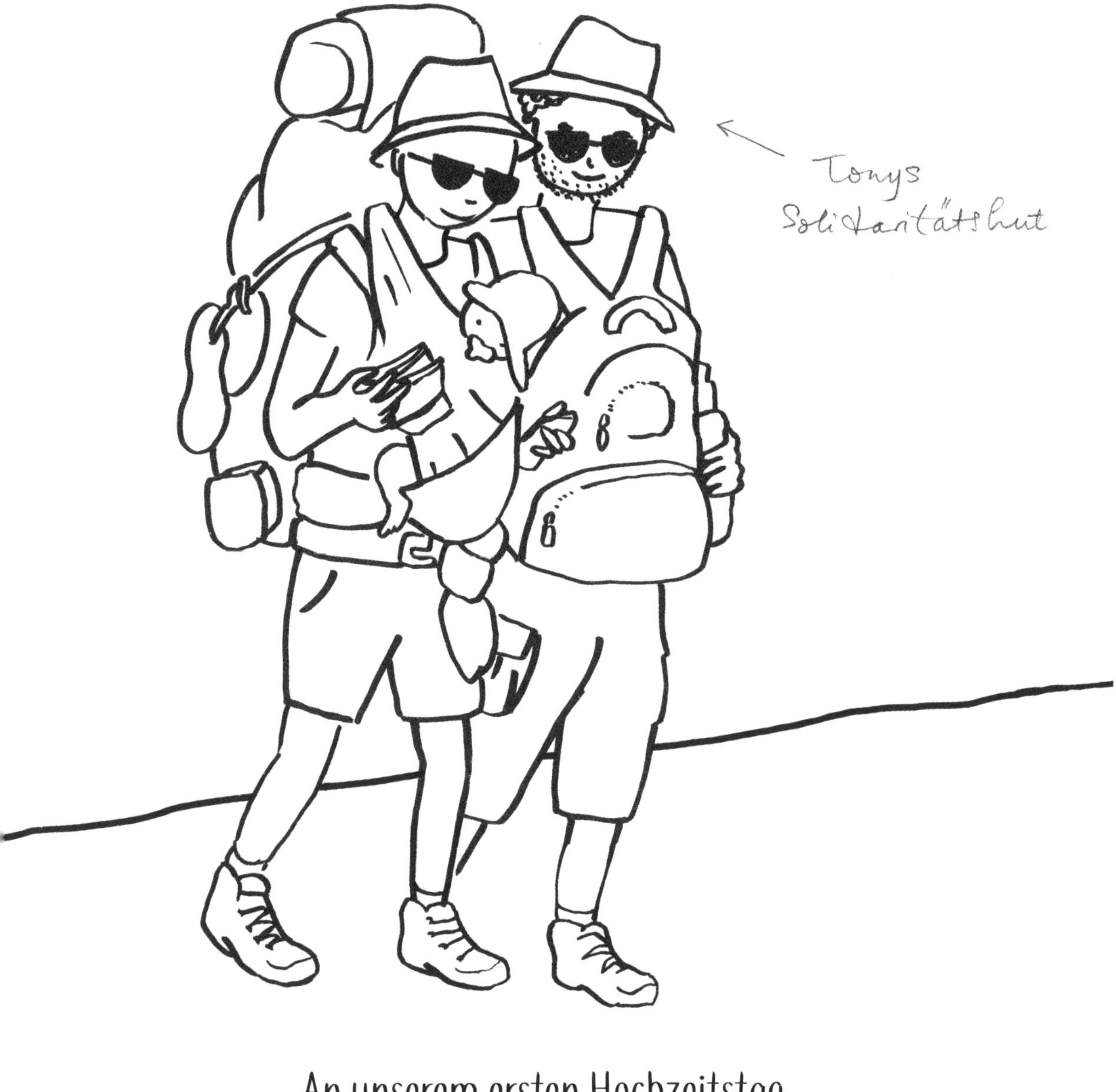

An unserem ersten Hochzeitstag
wollten wir im Zelt aufwachen und einschlafen
und sind drei Tage querfeldein gelaufen.

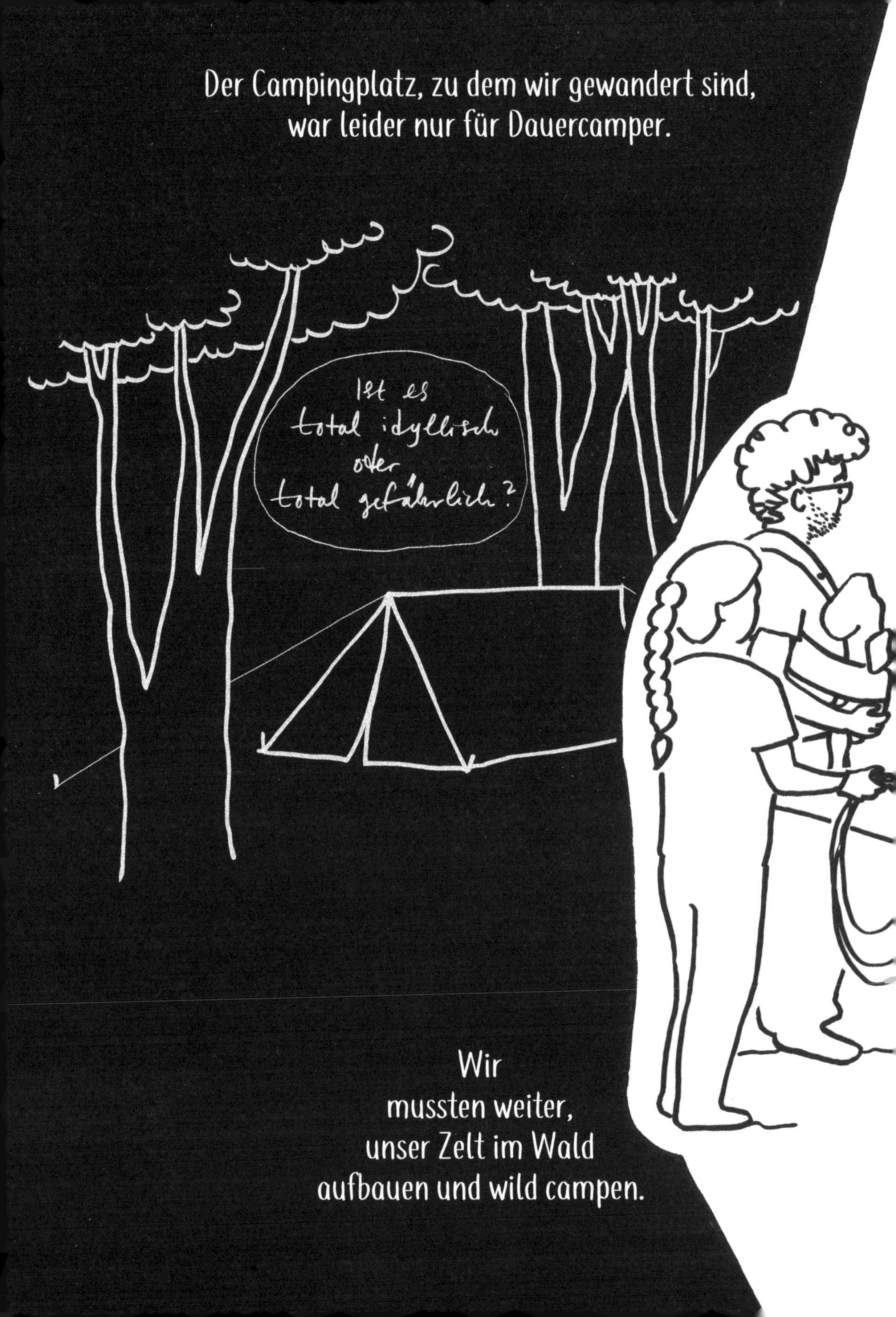
Der Campingplatz, zu dem wir gewandert sind, war leider nur für Dauercamper.
Ist es total idyllisch oder total gefährlich?
Wir mussten weiter, unser Zelt im Wald aufbauen und wild campen.

Am Reiterhof
hinterm Supermarkt ...

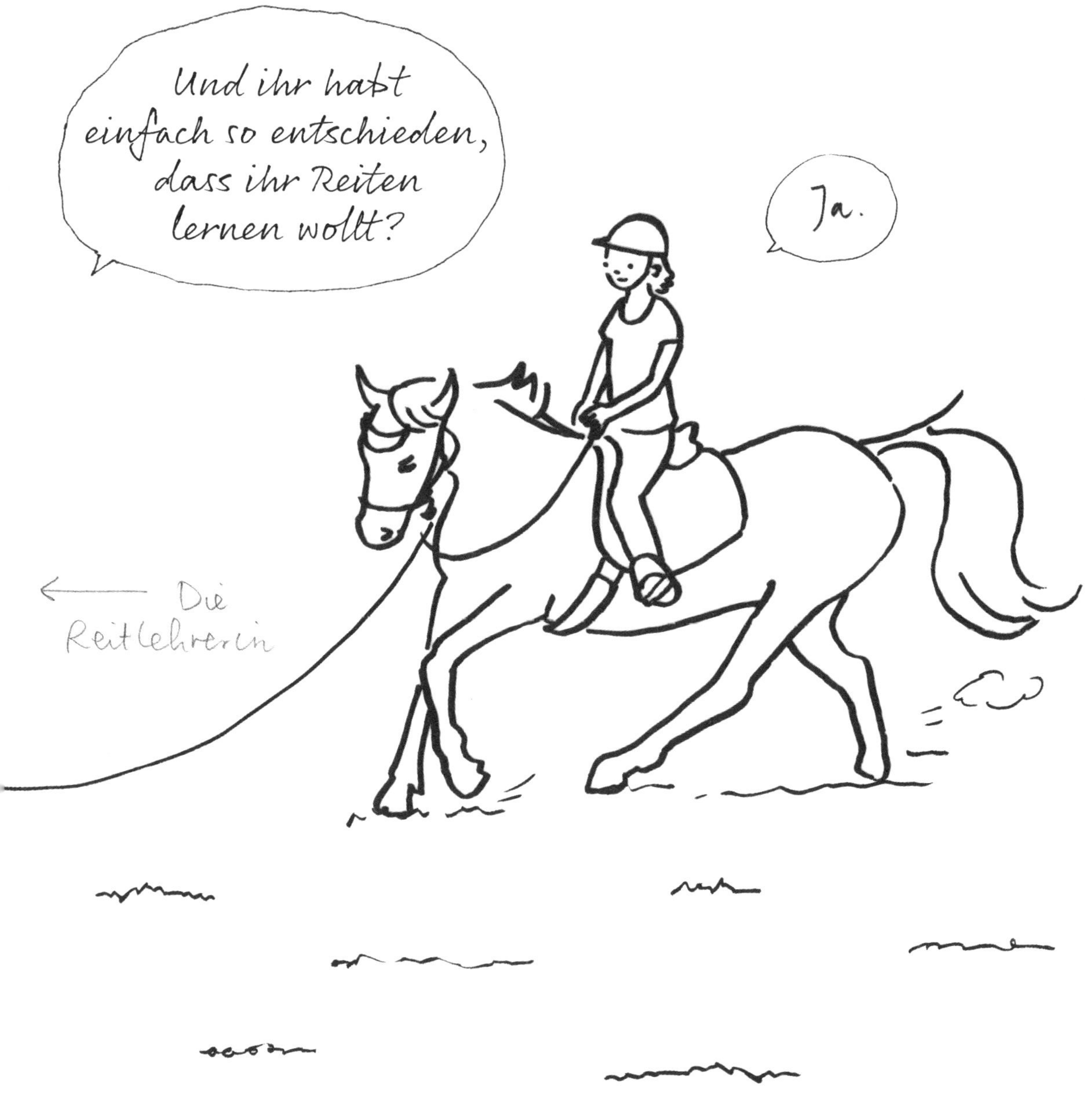
Und ihr habt einfach so entschieden, dass ihr Reiten lernen wollt?
Ja.
Die Reitlehrerin

... wollten wir
auch nicht immer nur vorbeifahren.

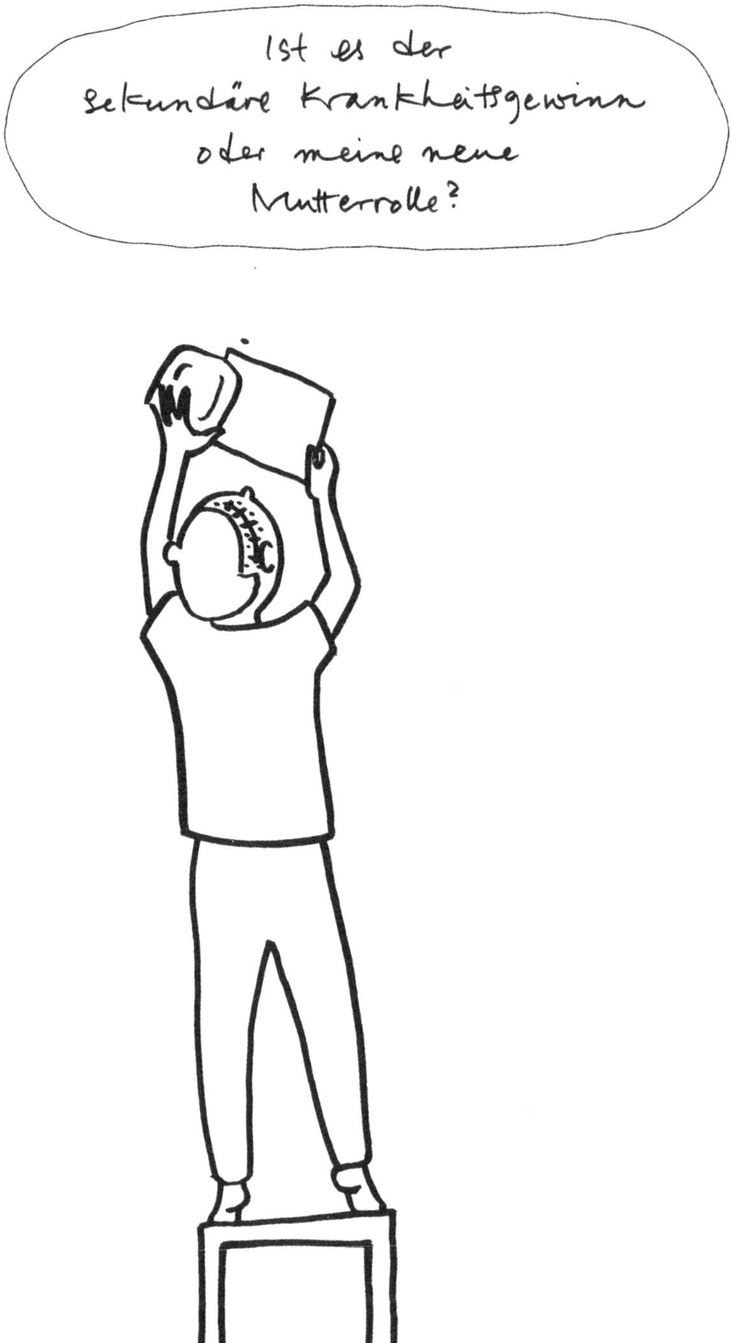

Auf einmal habe ich mich getraut, Spinnen zu fangen.

Die wichtigsten Krankheitsgewinne
waren aber

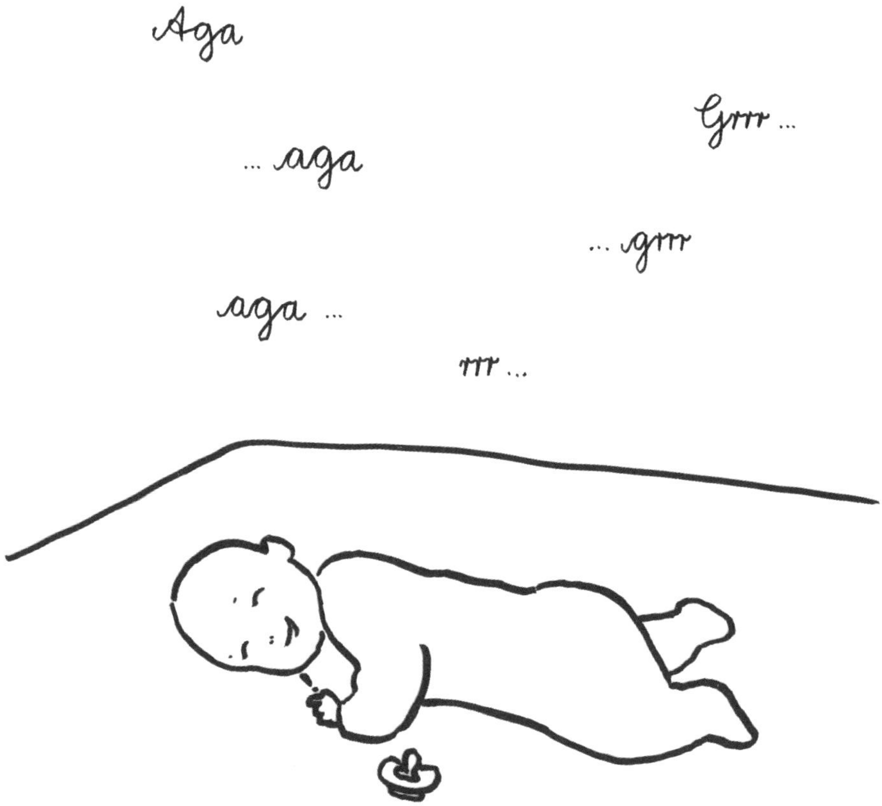

1. das vergnügte Baby,
neben dem ich morgens aufgewacht bin, ...

… und 2., dass ich wieder angefangen habe zu zeichnen.
Das hatte ich seit meiner Schulzeit nicht mehr gemacht.

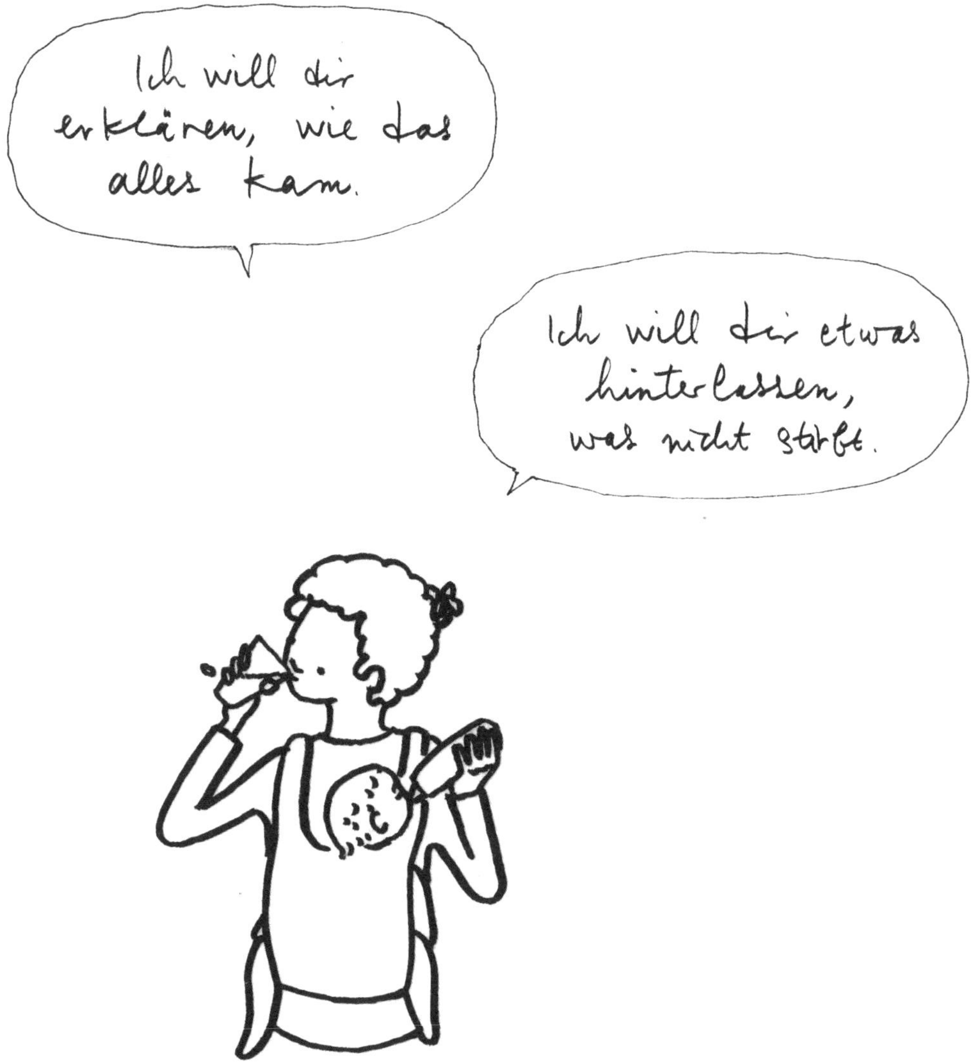
Ich will dir erklären, wie das alles kam.
Ich will dir etwas hinterlassen, was nicht stirbt.

Eines Sommermorgens, als Baba und du
noch geschlafen habt, habe ich mich an den Schreibtisch gesetzt
und angefangen, dir doch einen Brief zu schreiben.

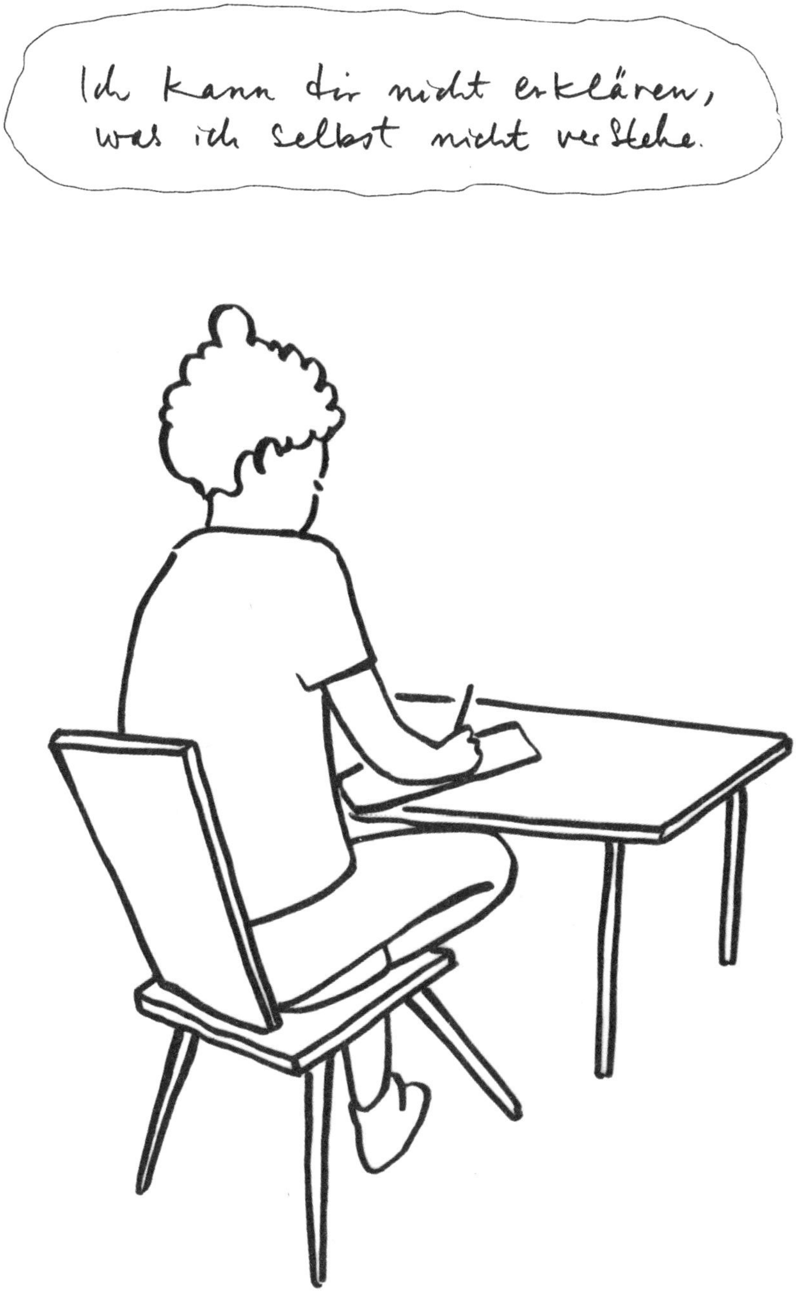
Ich kann dir nicht erklären,
was ich selbst nicht verstehe.

Mein Brief ist
dieses Büchlein, in dem ich versuche,
dir unsere gemeinsame Geschichte zu erzählen.

Drei Monate waren seit der letzten Libanonreise
vergangen, und es war an der Zeit, Paula zu uns zu holen.
Die Gelegenheit haben wir genutzt, um dich maronitisch
taufen zu lassen. Bei dem Fest konnten sich Tonys und
meine Großfamilien und Freunde endlich kennenlernen.
Wir übernachteten in einem Kloster im Kadisha Valley, in
dem sich die Maroniten 400 Jahre lang versteckt haben sollen.
Dein Opa Jan hatte sogar die Patriarchensuite.
In der Kapelle haben wir »Lobet den Herren, den mächtigen
König der Ehren« gesungen. Das singe ich immer noch
beim Joggen im Wald und fühle mich stark und gesund.

Es war ein Fest der Dankbarkeit.
Als du in meinem Bauch warst, haben viele,
allen voran deine Teta, für uns gebetet.
Dass du so munter bist und ich so gesund,
das hat niemand zu hoffen gewagt.

Trotzdem darfst du
jederzeit aus der Kirche austreten.

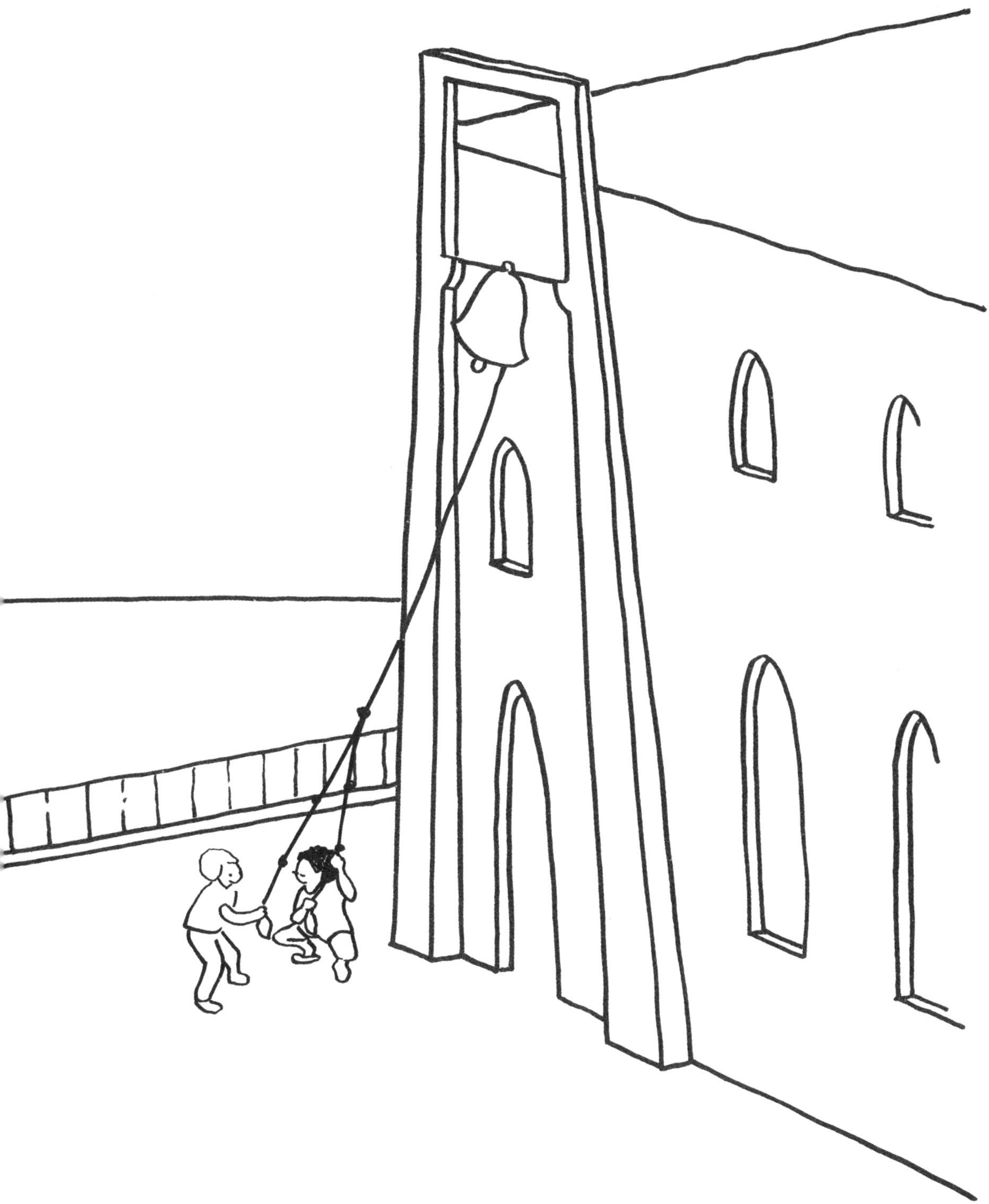

Deine libanesische Cousine Emma und dein deutscher Vetter Anselm haben zusammen die Glocken geläutet.

Und wir kamen zu viert zurück!

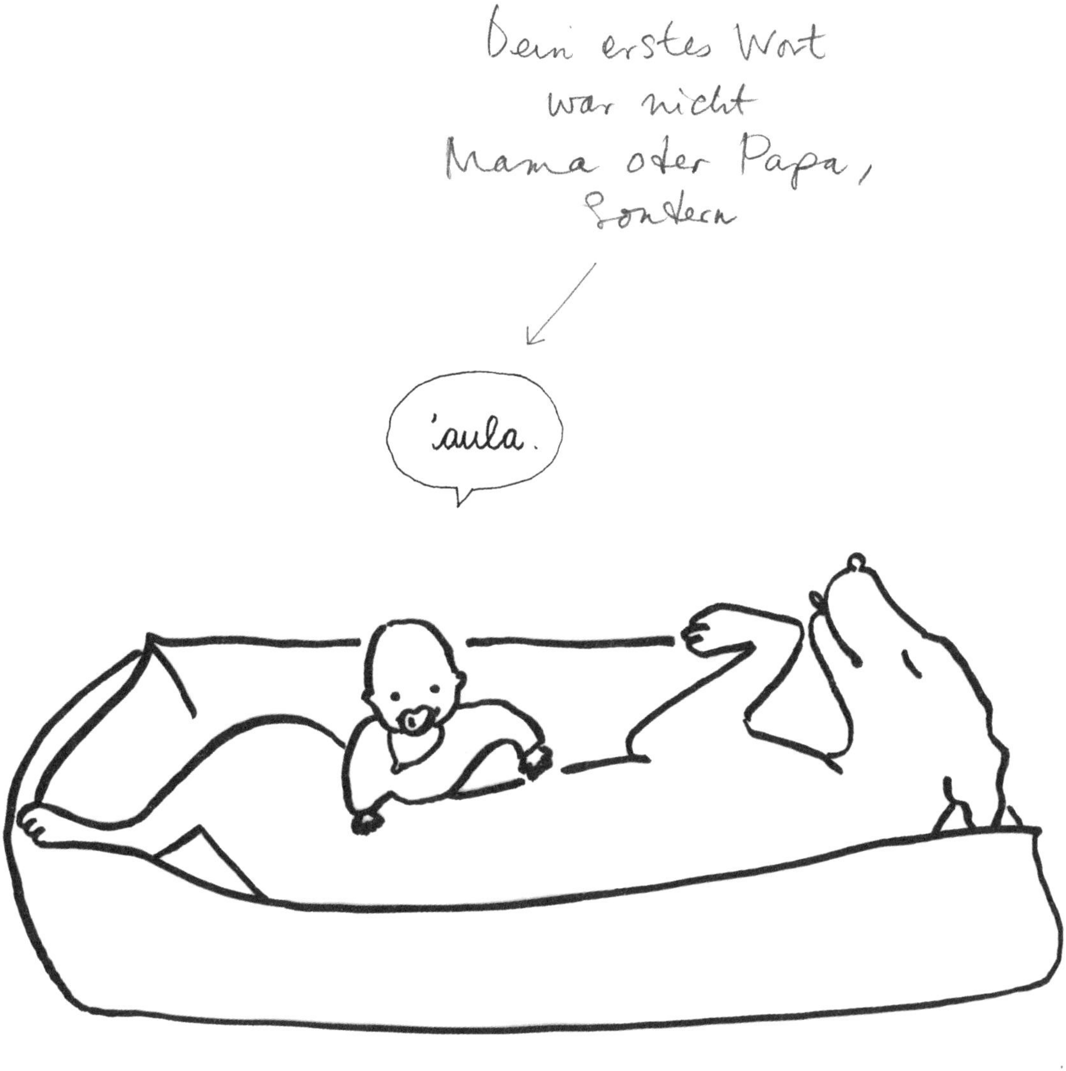
Dein erstes Wort
war nicht
Mama oder Papa,
sondern
'aula.

Zum Glück kam die Krankheit
nicht allein, sondern im Doppelpack mit dir.
Mein altes Leben habe ich mir nie zurückgewünscht.

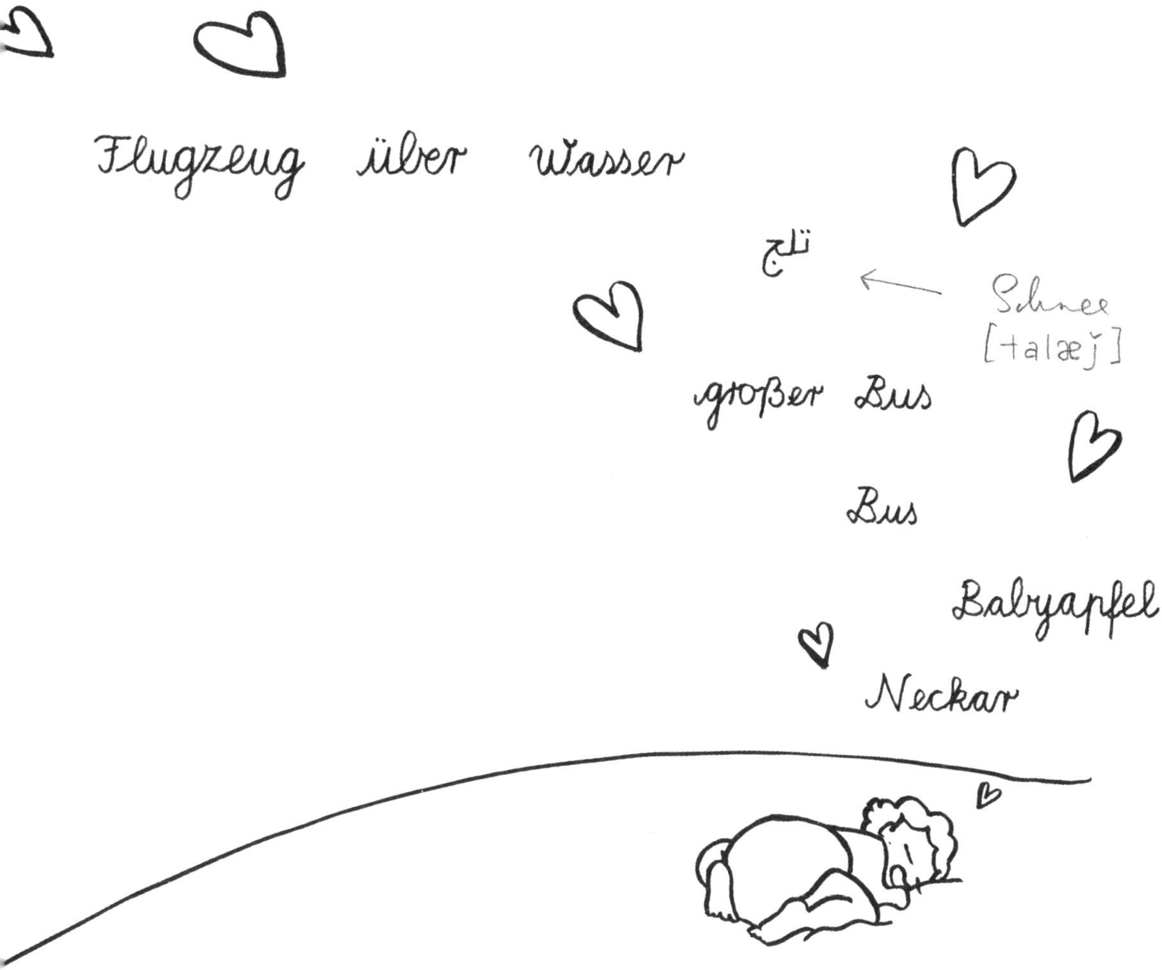

Mit deiner Lebensfreude hast du uns gezeigt,
wie schön das Leben ist: beim Einschlafen denkst du laut an das,
was du lieb hast, und kicherst vergnügt beim Aufwachen.

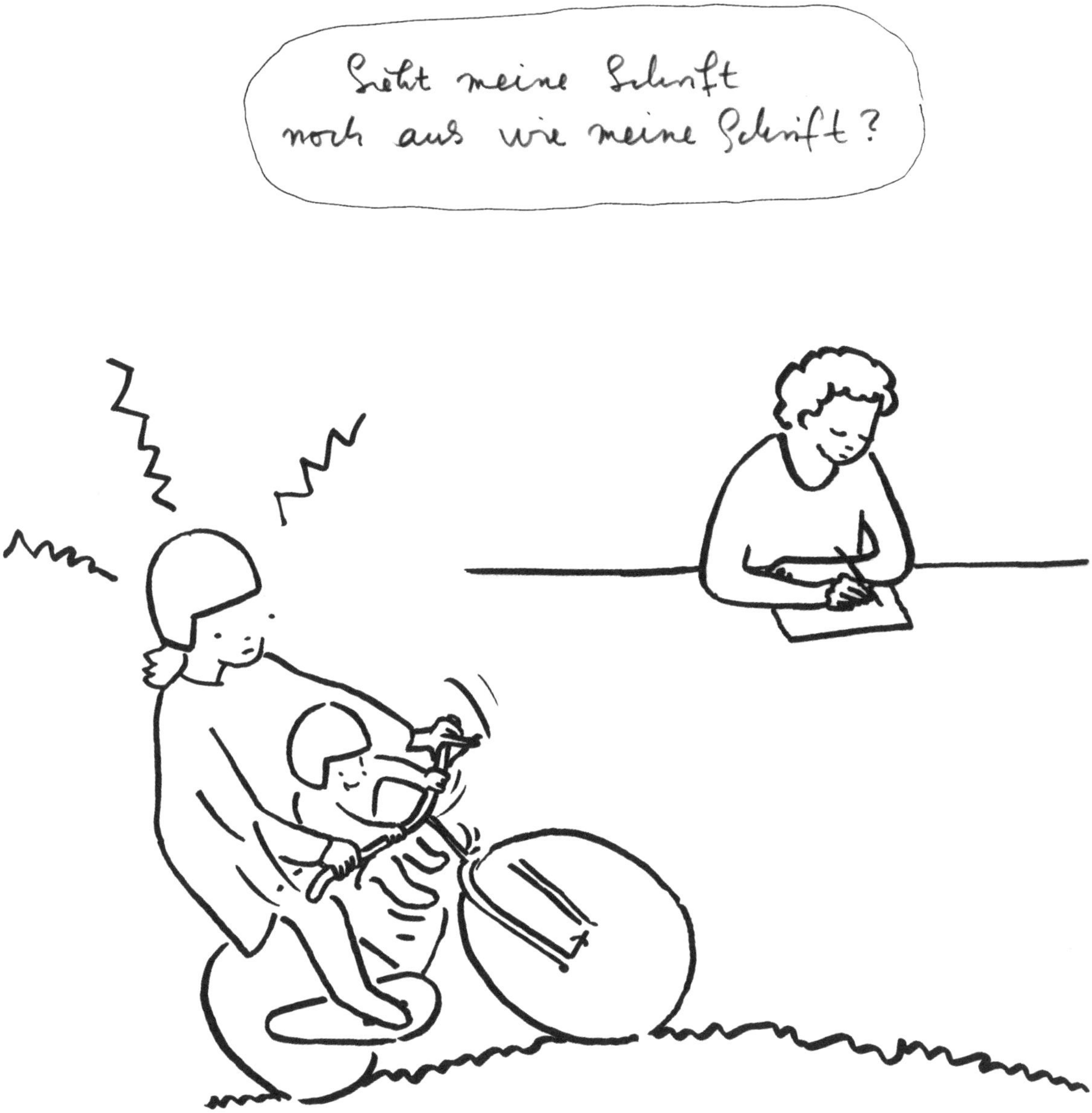

Ich hingegen habe
viel zu oft an das gedacht, was mir Angst macht.

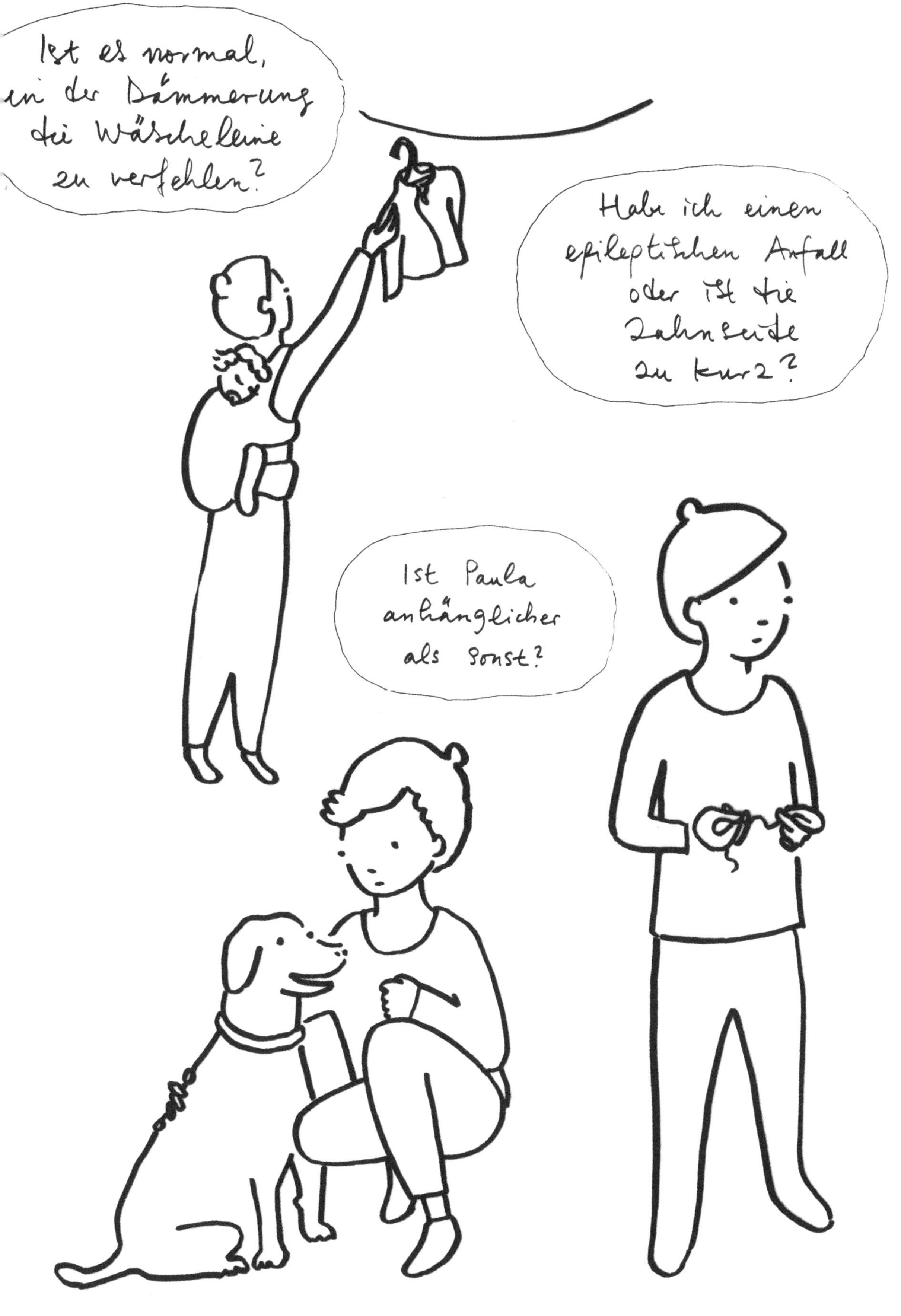
Ist es normal, in der Dämmerung die Wäscheleine zu verfehlen?
Habe ich einen epileptischen Anfall oder ist die Zahnseide zu kurz?
Ist Paula anhänglicher als sonst?

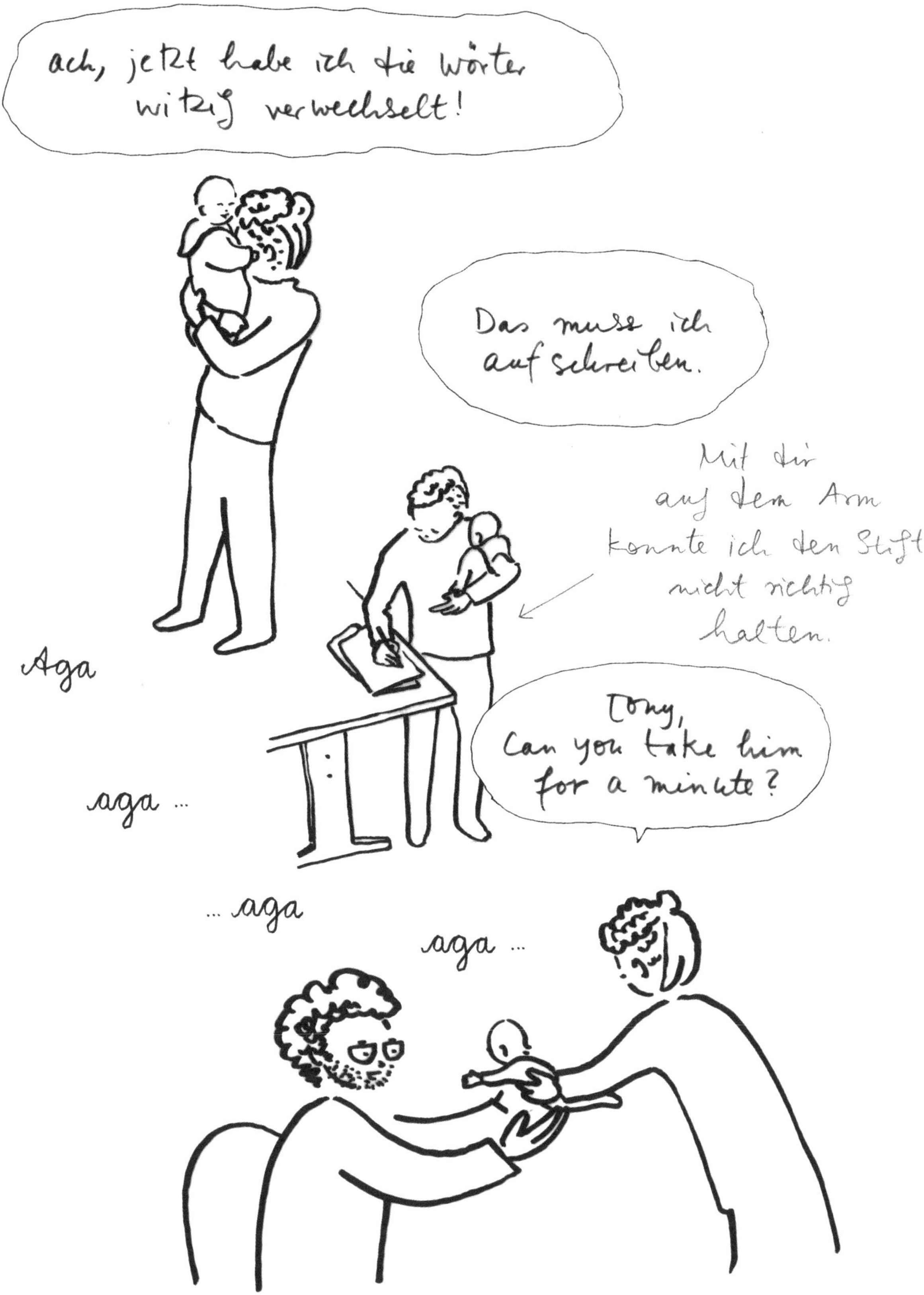
ach, jetzt habe ich die Wörter witzig verwechselt!
Das muss ich aufschreiben.
Mit dir auf dem Arm konnte ich den Stift nicht richtig halten.
Aga
Tony, Can you take him for a minute?
aga …
… aga
aga …

Und dann kam es:

- Das Rezidiv -

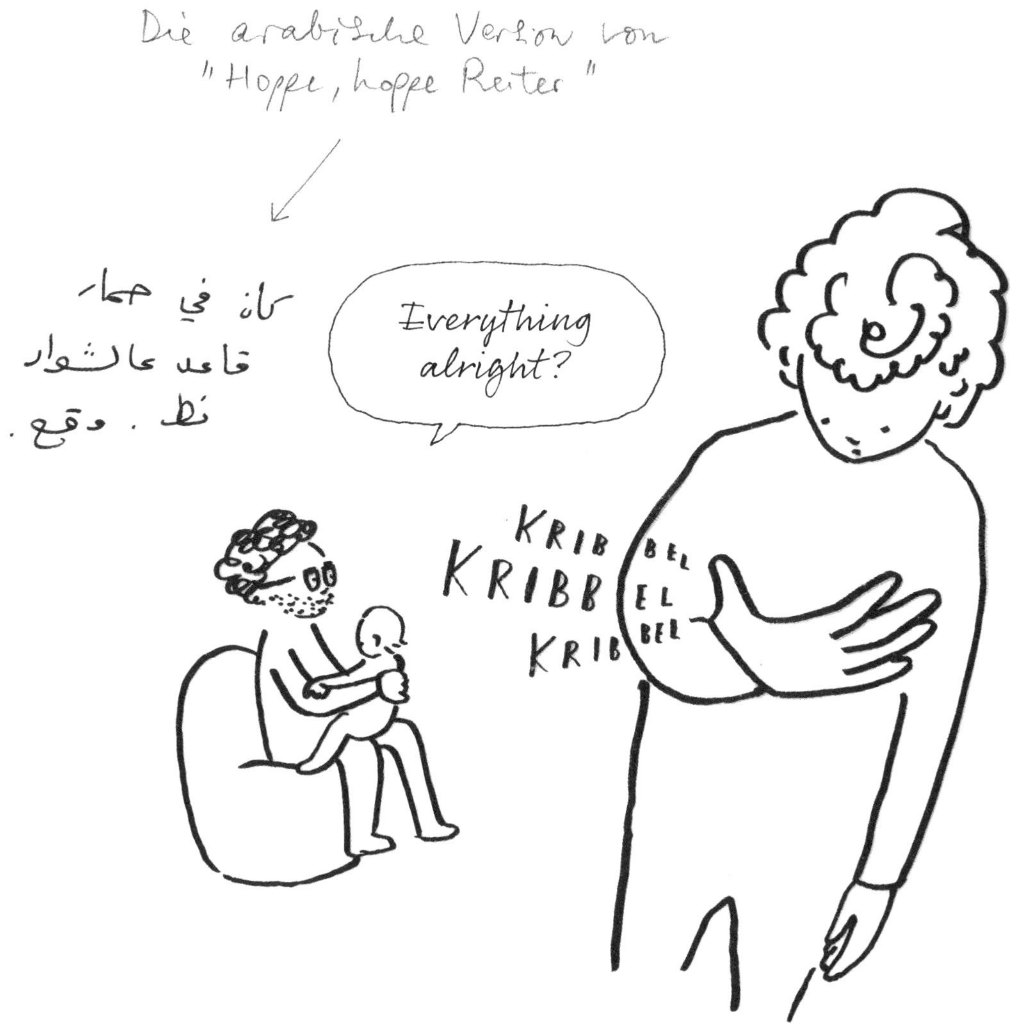
Die arabische Version von "Hoppe, hoppe Reiter"
كان في حمار
قاعد عالشوار
نط . وقع .
Everything alright?
KRIBBEL
KRIBBEL
KRIBBEL

Genau an dem Tag,
an dem ich ein Jahr zuvor
ins Krankenhaus gekommen war, hatte ich wieder Symptome.

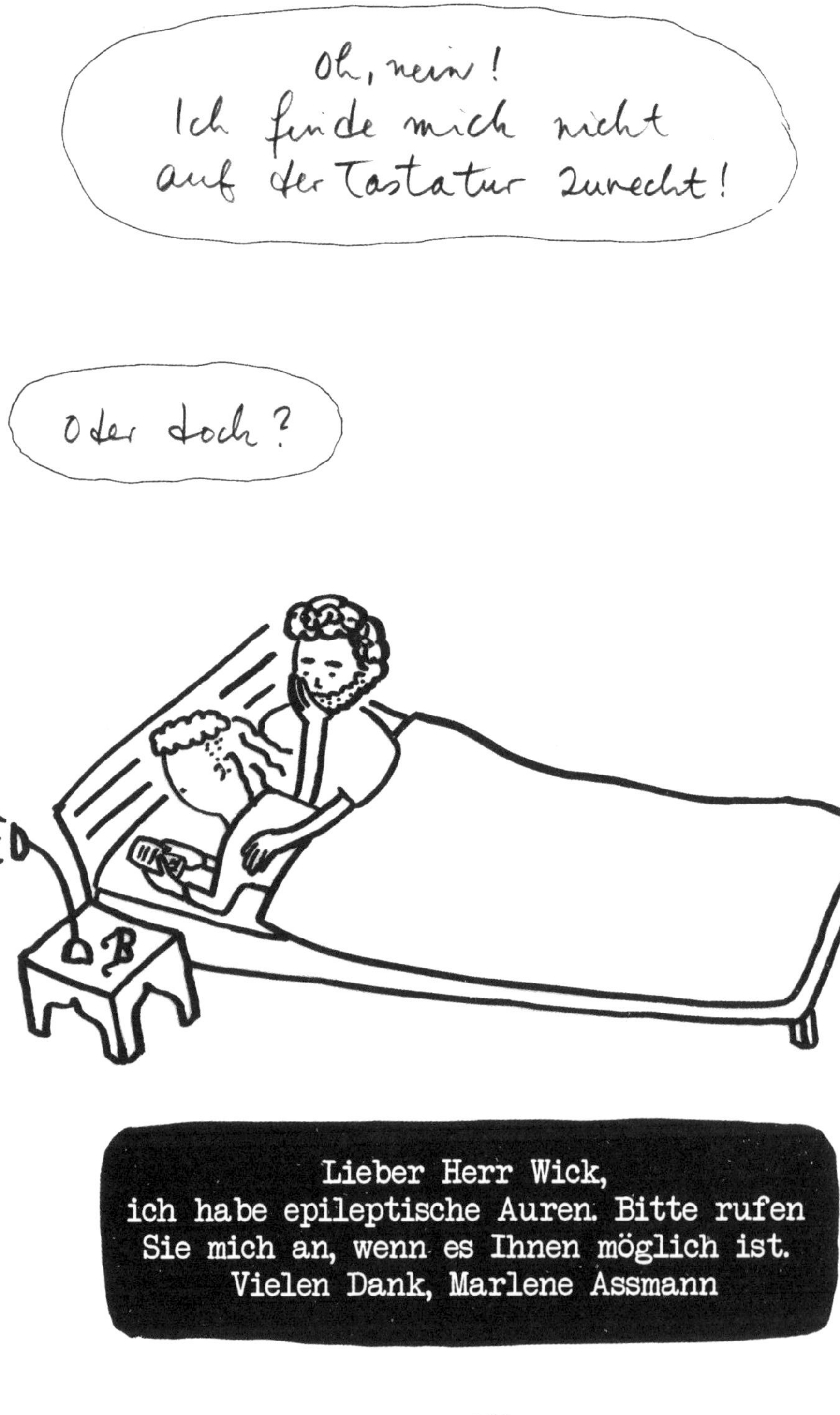
Oh, nein! Ich finde mich nicht auf der Tastatur zurecht!
Oder doch?
Lieber Herr Wick,
ich habe epileptische Auren. Bitte rufen
Sie mich an, wenn es Ihnen möglich ist.
Vielen Dank, Marlene Assmann

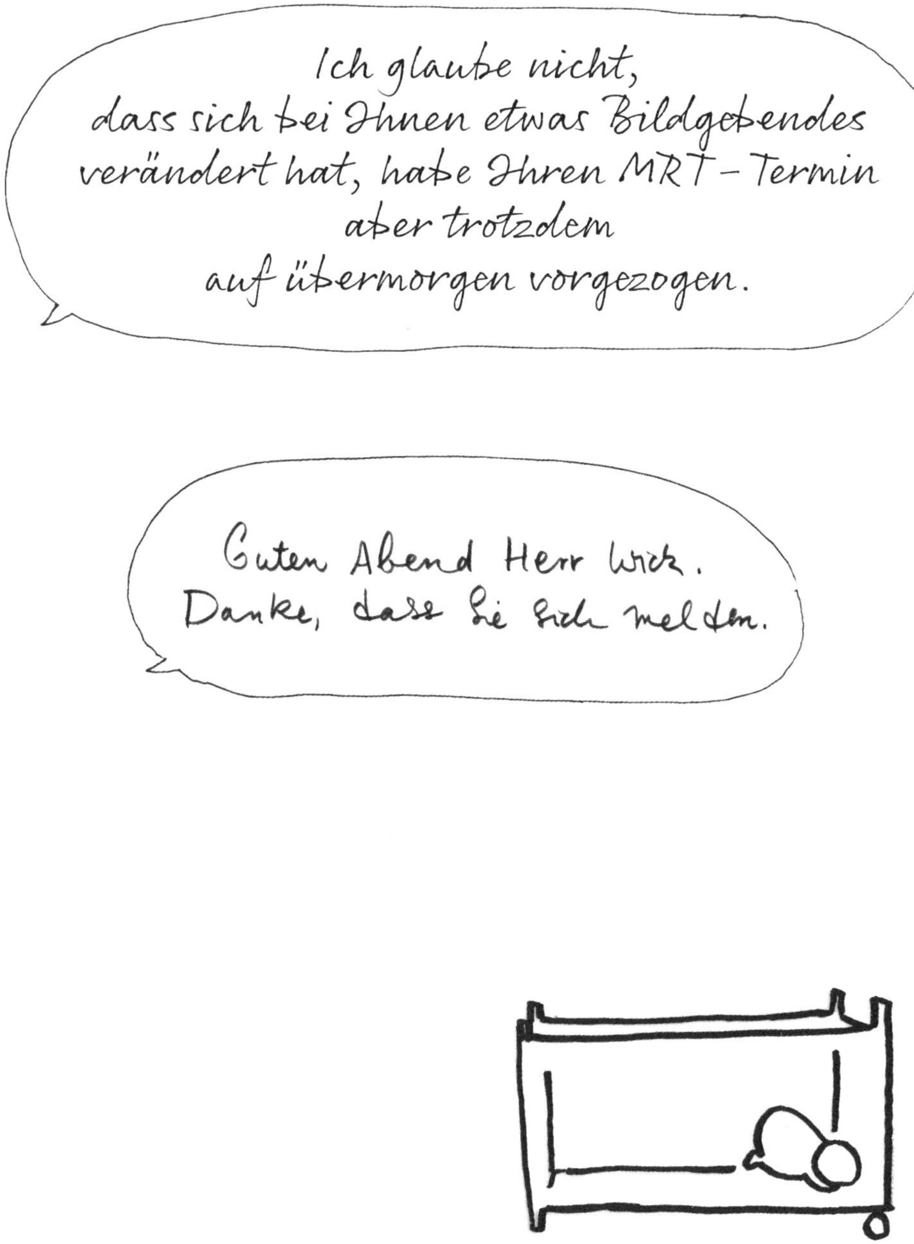
Ich glaube nicht, dass sich bei Ihnen etwas Bildgebendes verändert hat, habe Ihren MRT-Termin aber trotzdem auf übermorgen vorgezogen.
Guten Abend Herr Wick. Danke, dass Sie sich melden.

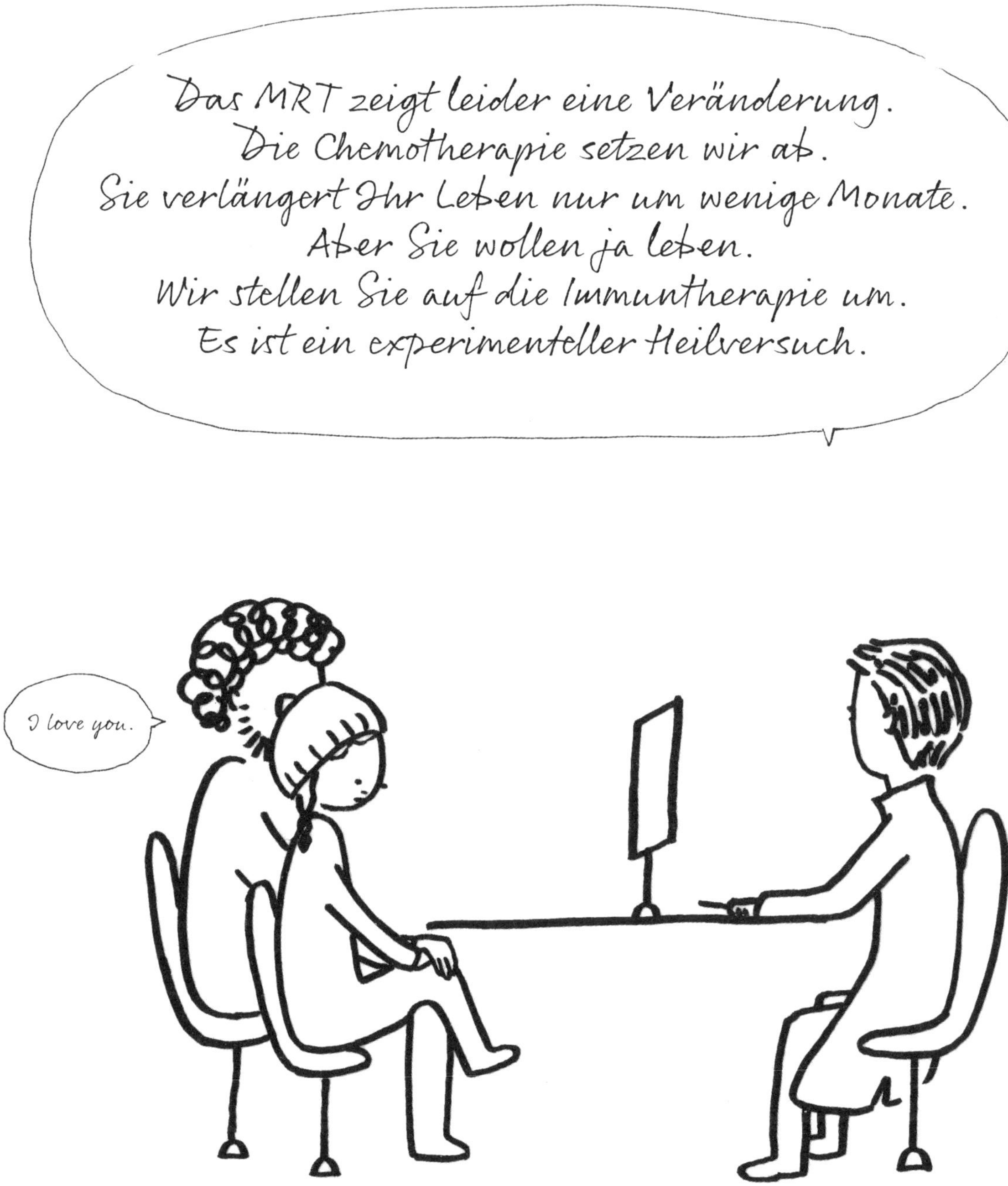
Das MRT zeigt leider eine Veränderung.
Die Chemotherapie setzen wir ab.
Sie verlängert Ihr Leben nur um wenige Monate.
Aber Sie wollen ja leben.
Wir stellen Sie auf die Immuntherapie um.
Es ist ein experimenteller Heilversuch.
I love you.

Uns wurde erklärt,
dass in der nächsten Woche eine Studie beginnen würde
für rezidivierende Glioblastom-Tumore
mit einer IDH-Mutation wie bei mir.

Die Behandlung sollte aus einem Päckchen Flüssigkeit
bestehen, das über einen Tropf ins Blut geleitet wird,
und einer Spritze in den Bauch.

Bevor die Therapie beginnen konnte,
musste ich noch auf die Genehmigung der
Krankenkasse warten. Eine Formalität, die etwa
zehn Tage dauern sollte.

wenige Monate.

Das war erst mal alles,
was ich mir merken konnte.

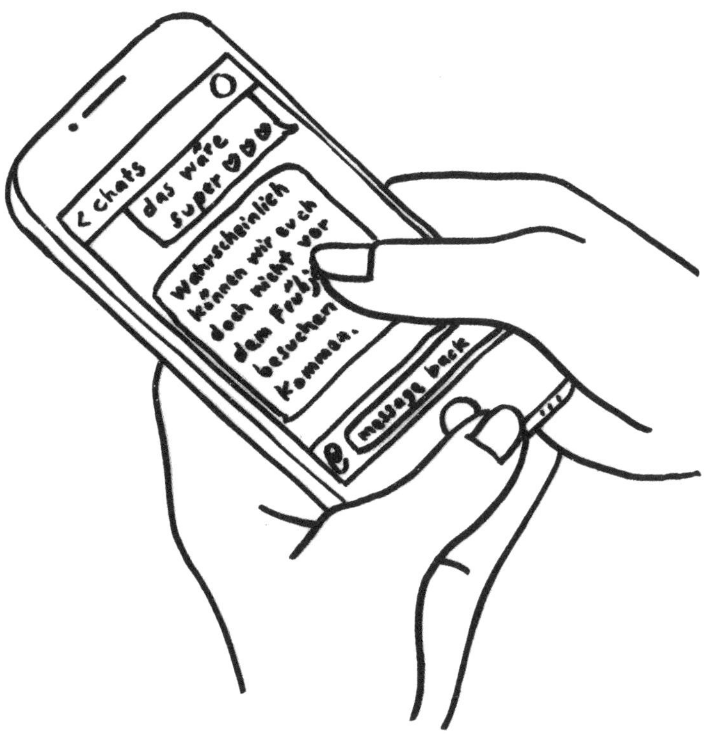
< chats
das wäre super
Wahrscheinlich können wir euch doch nicht vor dem Früh
besuchen kommen.
message back

Meine Freundinnen aus Berlin
haben ihren Besuch
um »wenige Monate« verschoben.

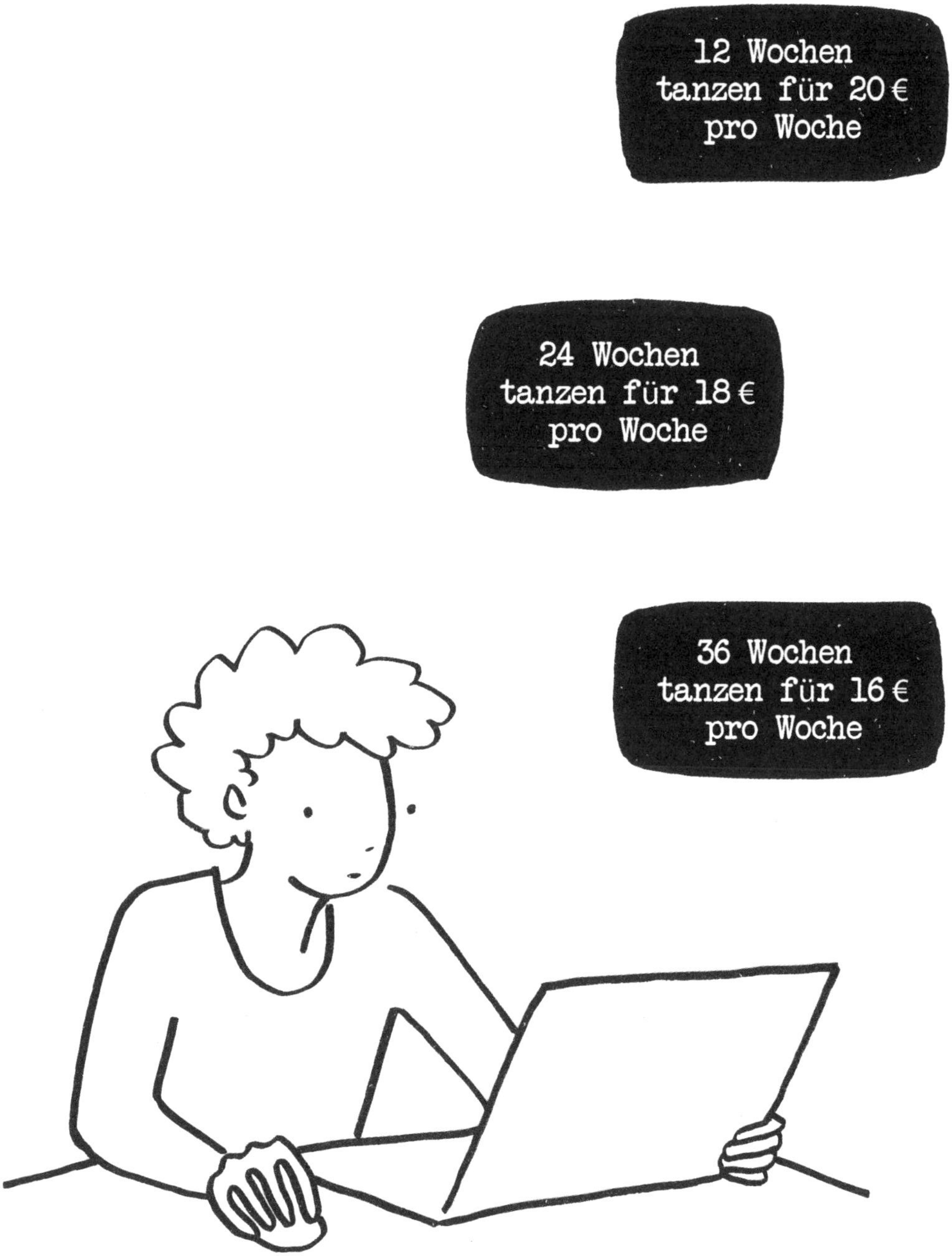
12 Wochen tanzen für 20 € pro Woche
24 Wochen tanzen für 18 € pro Woche
36 Wochen tanzen für 16 € pro Woche

Tanzen soll gut für das Immunsystem sein,
aber wie viele Wochen sind wenige Monate?

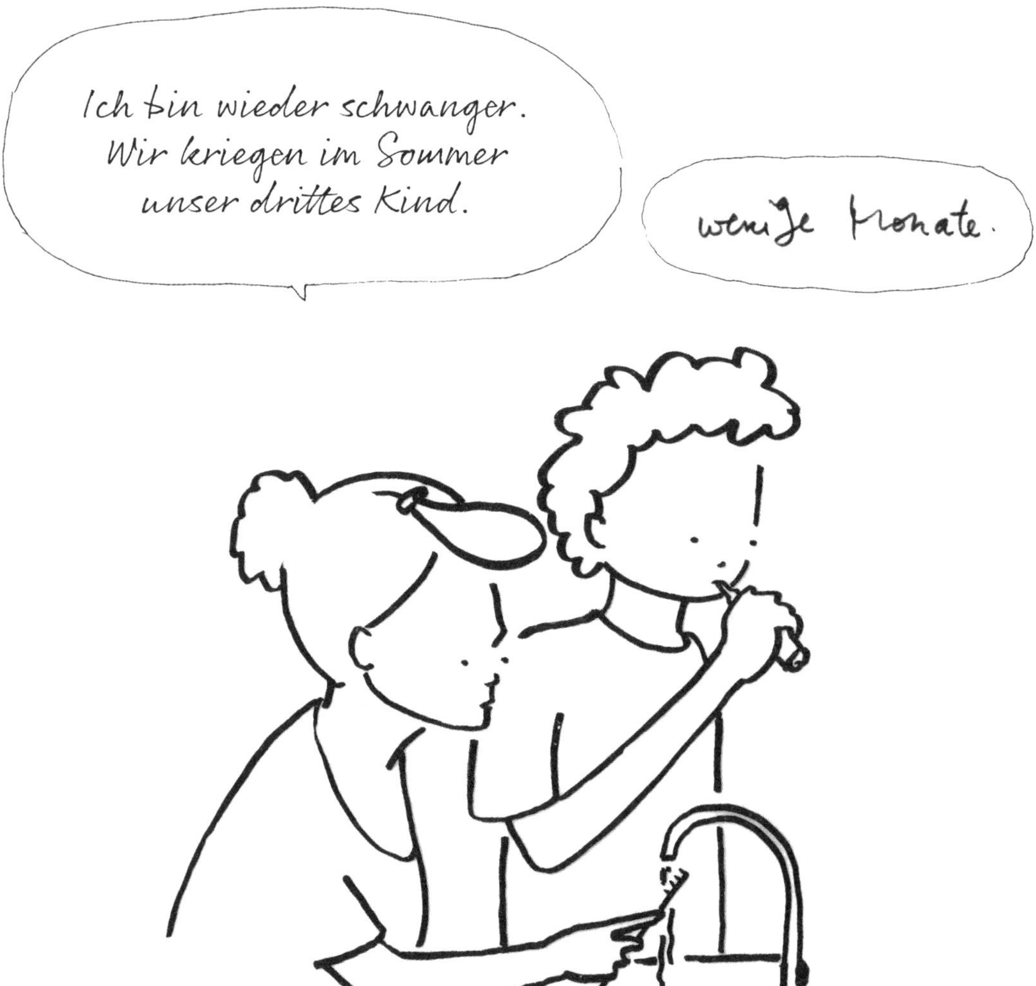
Ich bin wieder schwanger. Wir kriegen im Sommer unser drittes Kind.
wenige Monate.

Unser (Abschieds-?)Besuch bei meiner Cousine in Wien. Ich war dieser bescheuerten Unsicherheit ausgesetzt und konnte nichts machen.

Außer mir beide Seiten gleichmäßig zu rasieren.
Lieber

PUNK

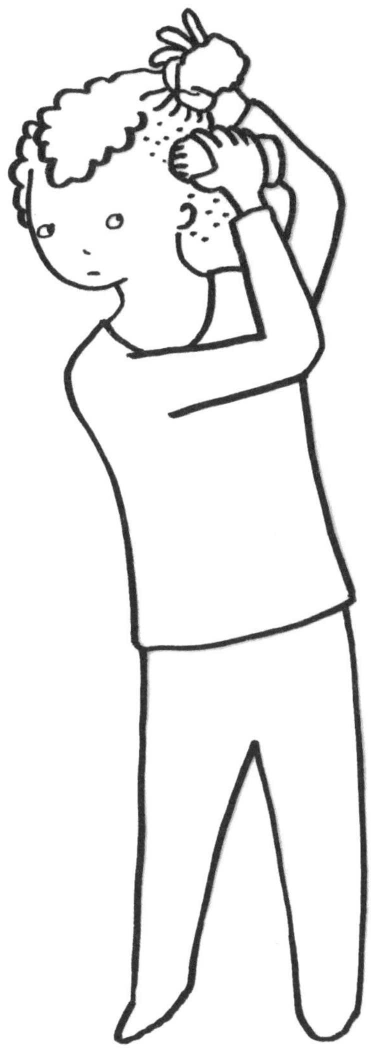

als krank aussehen.

Zwei Wochen waren vergangen,
und ich hatte noch nicht
von der Krankenkasse gehört. Ich rief an.

Niemand wusste von irgendwas.
Der Antrag war in der Post verloren gegangen.

Sie sagten, sie bräuchten noch einmal
mindestens zehn Tage, weil sie sich an ein Gutachten
halten müssten, das von einem unabhängigen Institut
in Mannheim geschrieben wird.

Mir lief die Zeit davon.

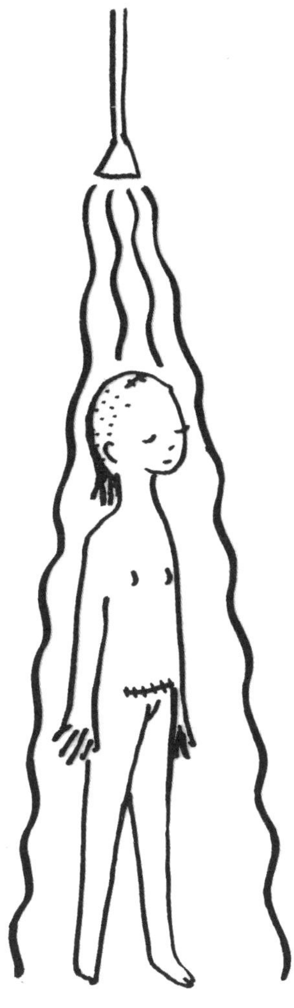

Unterschätze nie
die Kraft einer kalten Dusche.

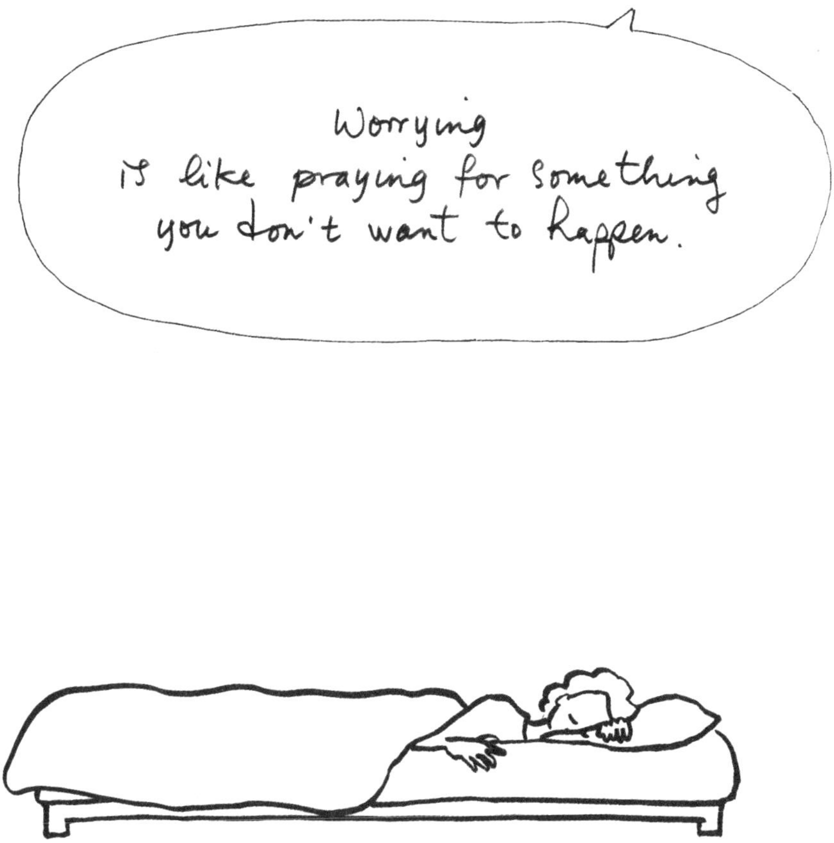
Worrying
is like praying for something
you don't want to happen.

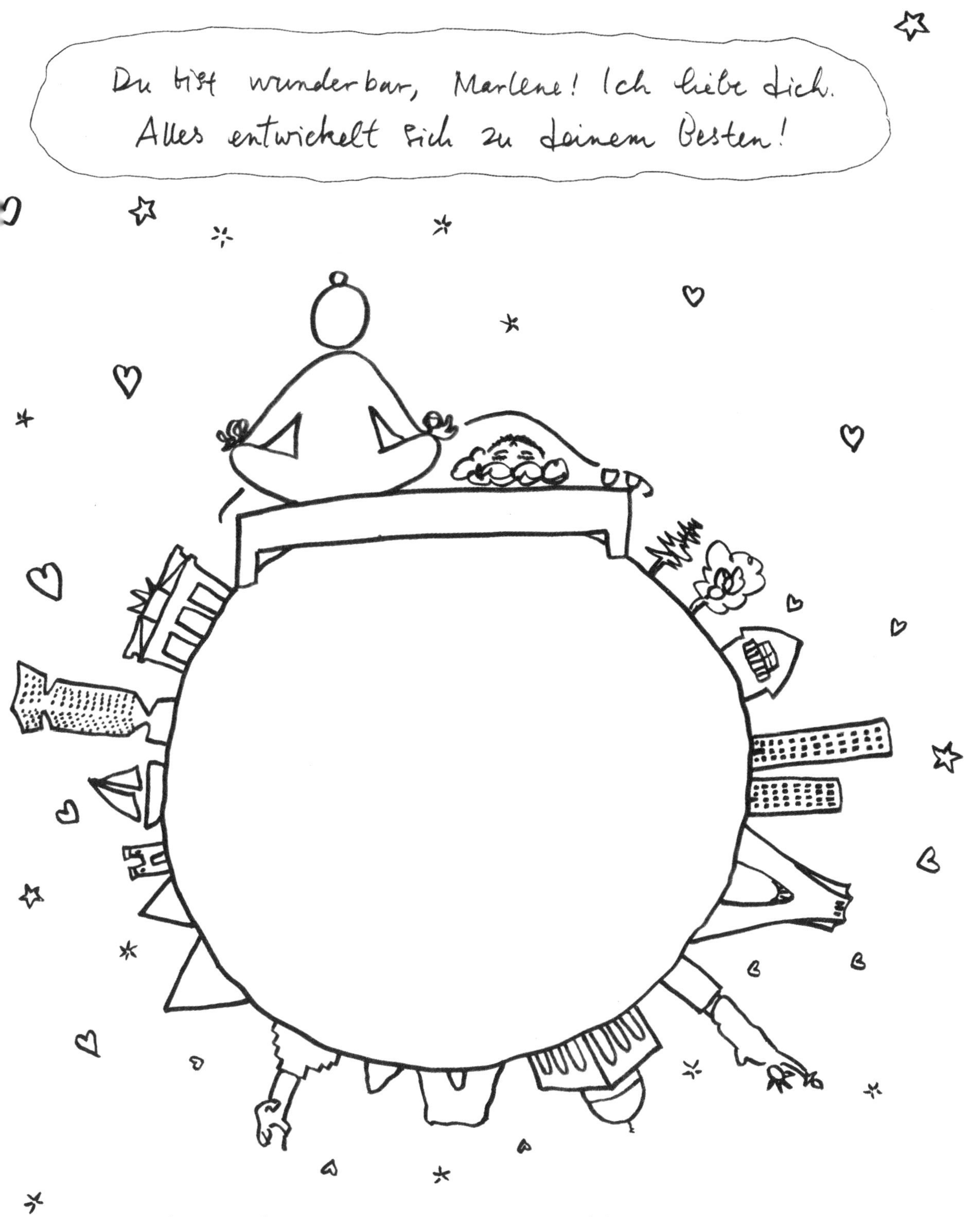
Du bist wunderbar, Marlene! Ich liebe dich.
Alles entwickelt sich zu deinem Besten!

..., habe ich mir von jetzt an jeden Morgen gesagt
und wusste, dass überall auf der Welt für mich gebetet wird.

Ich wollte alles machen,
um dich aufwachsen zu sehen:

meditieren,
Biografiearbeit,
zu einem Heiler nach Brasilien reisen,
Familienaufstellung,
Homöopathie,
Emotion Code,
Misteltherapie,
meine Aura lesen lassen,
Traditionelle Chinesische Medizin,
you name it.

Am wichtigsten war aber
diese Immuntherapie, die nicht beginnen wollte.

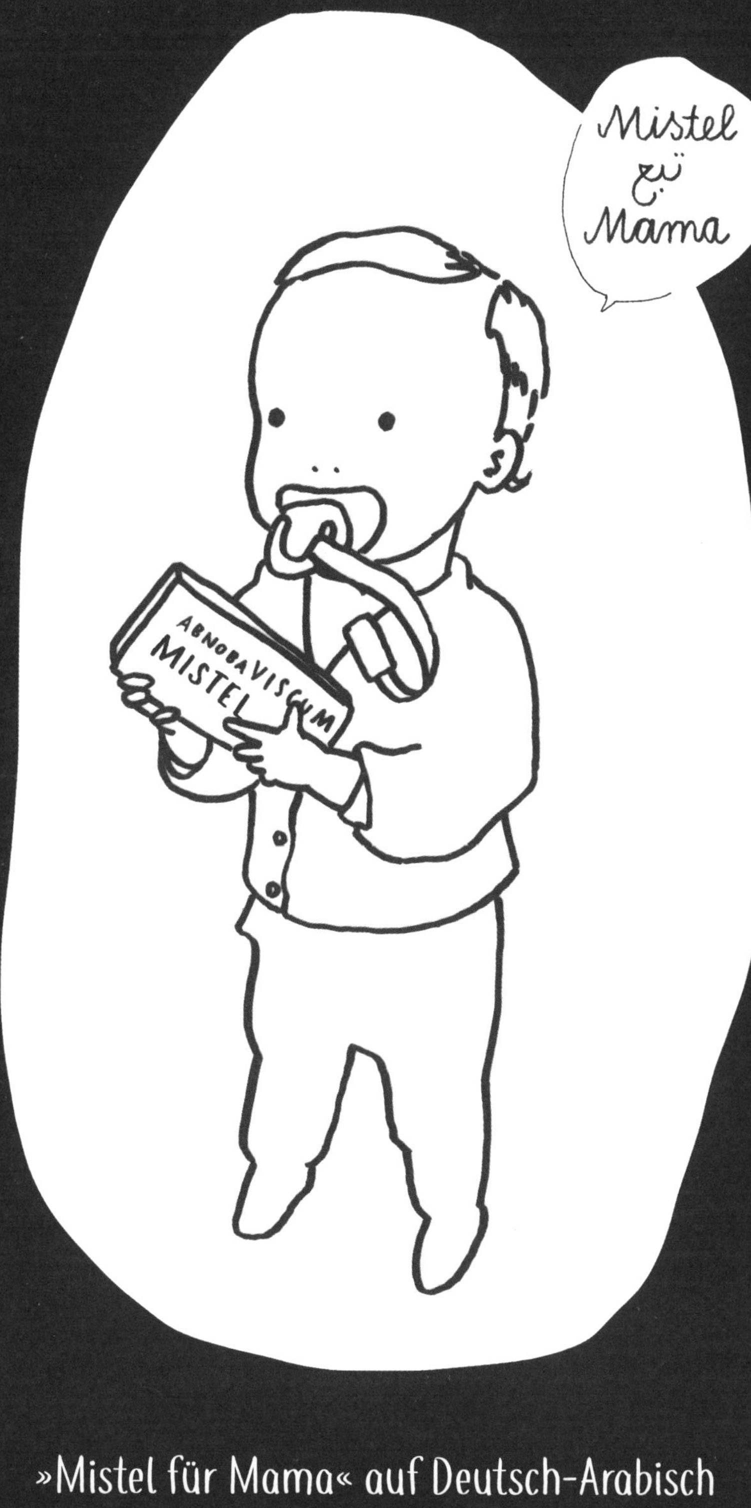

»Mistel für Mama« auf Deutsch-Arabisch war dein erster Dreiwortsatz.

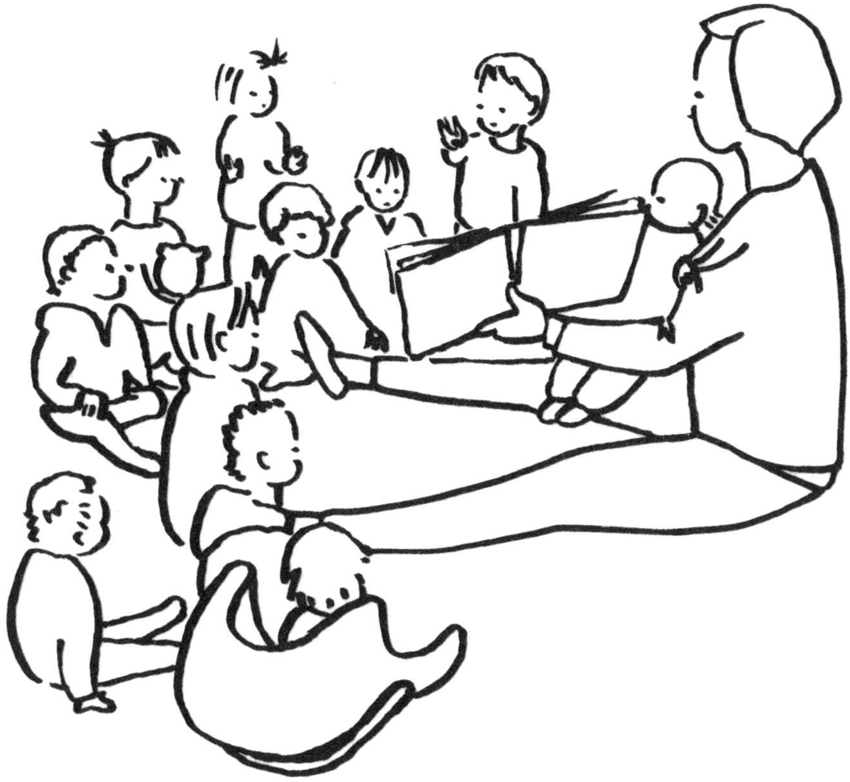

Zwei Tage nach meinem Gespräch mit der Krankenkasse
hattest du deine Kitaeingewöhnung bei Uli,

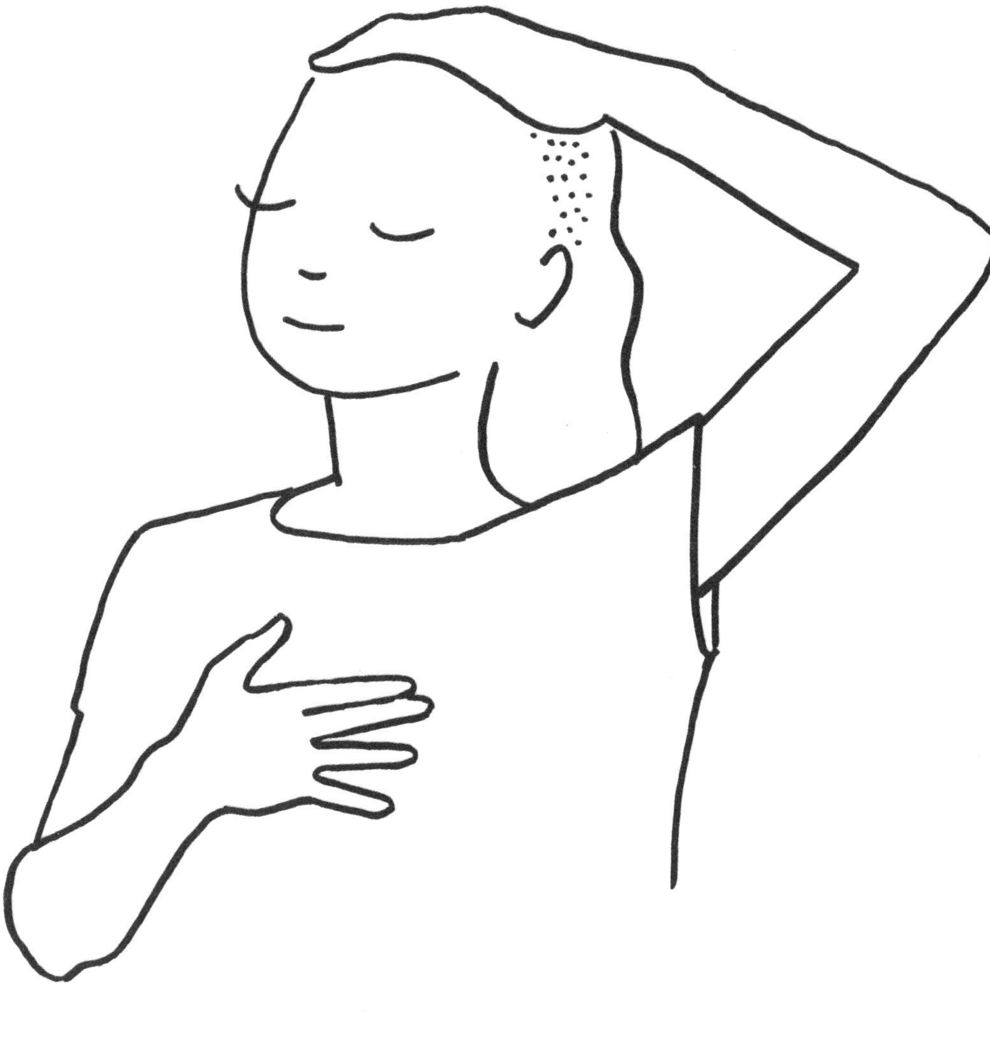

und ich war am anderen Ende der Welt
bei einem Heiler und hatte meine »Intervention«.

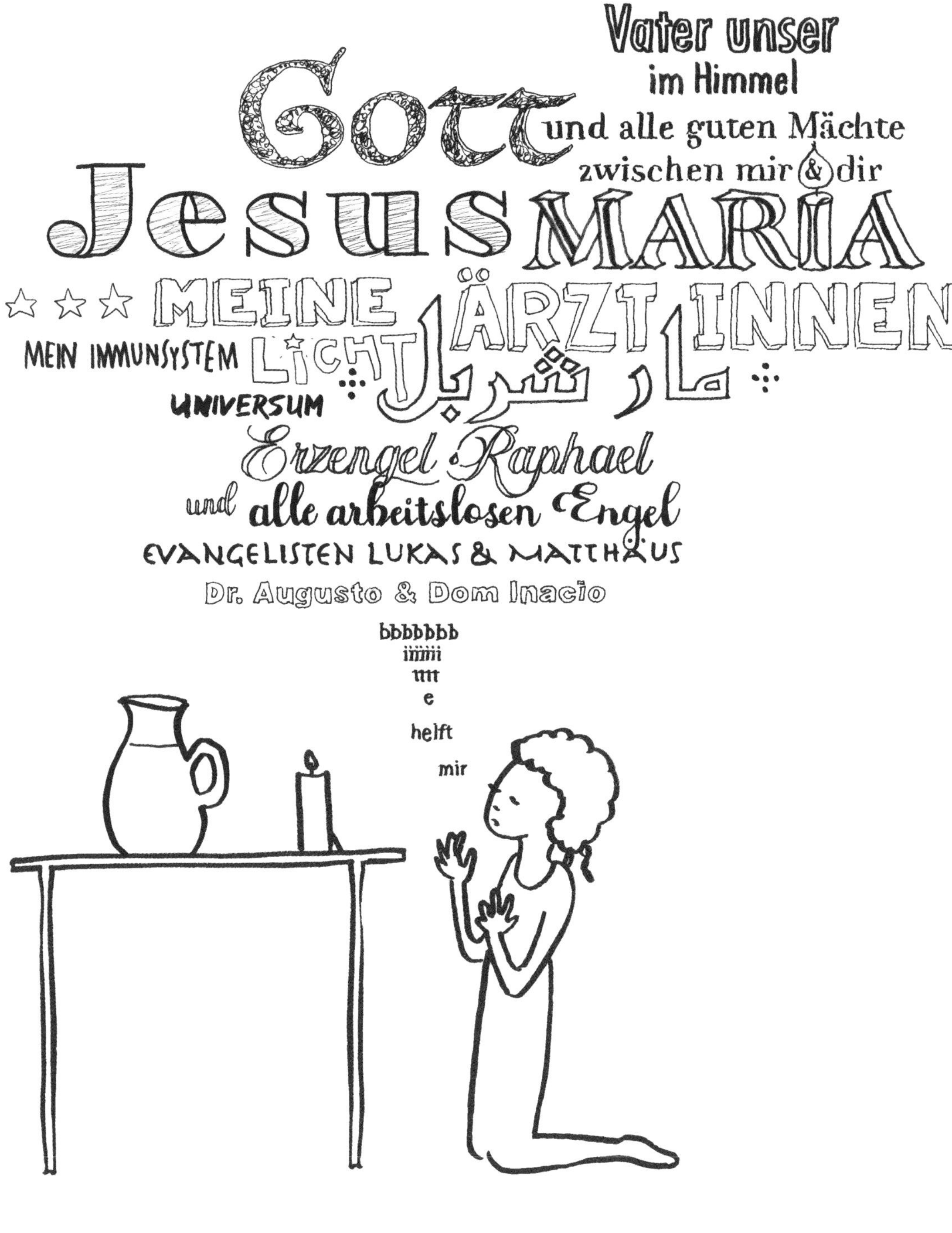
Vater unser
im Himmel
Gott
und alle guten Mächte
zwischen mir & dir
Jesus
MARIA
MEINE ÄRZT INNEN
MEIN IMMUNSYSTEM
LICHT
مار شربل
UNIVERSUM
Erzengel Raphael
und alle arbeitslosen Engel
EVANGELISTEN LUKAS & MATTHÄUS
Dr. Augusto & Dom Inacio
bbbbbbb
iiiiiii
ttt
e
helft
mir

Nach Brasilien
habe ich viel gebetet.

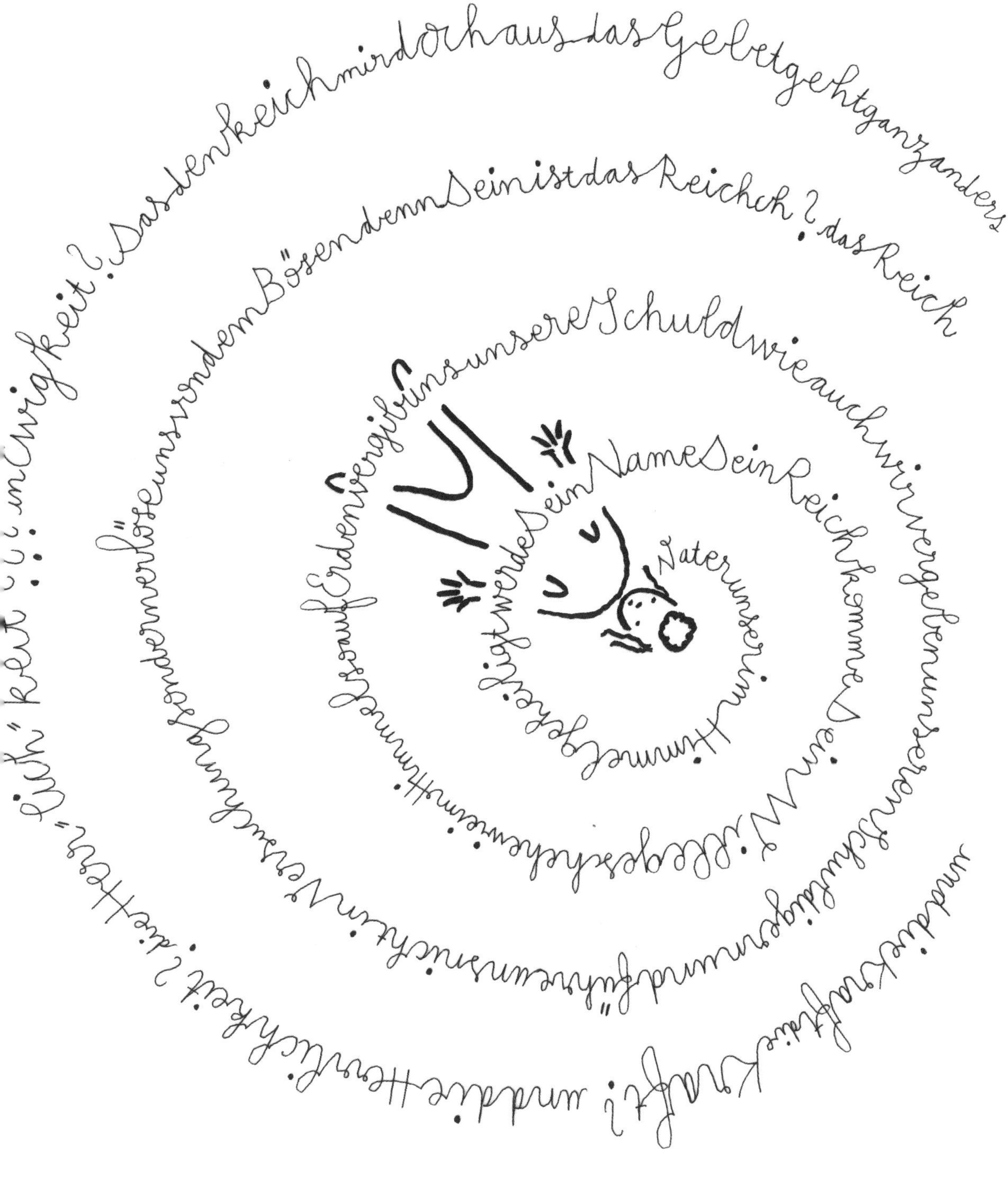

Einmal high,
weil ich eine Studie gelesen habe,
dass Cannabis die Überlebenszeit verlängern könnte.

Jeden Tag rief ich beim Mannheimer Institut an,
um zu fragen, ob das Gutachten fertig ist.
Als es endlich bereit lag,
sind Tony und ich direkt hingefahren.

Es war eine Lobeshymne auf die Heidelberger Studien.
Trotzdem wurde im letzten Absatz von einer Kostenübernahme
durch die Krankenkasse abgeraten. Weil es keine
Kontrollgruppe gibt und unklar bleibt, ob die guten Ergebnisse
nicht doch nur rein zufällig sind.

Ich wusste, dass sich die Krankenkasse im Fall
einer positiven Antwort per Brief, im Fall
einer negativen Antwort telefonisch melden würde.

Ein paar Tage später klingelte mein Handy.

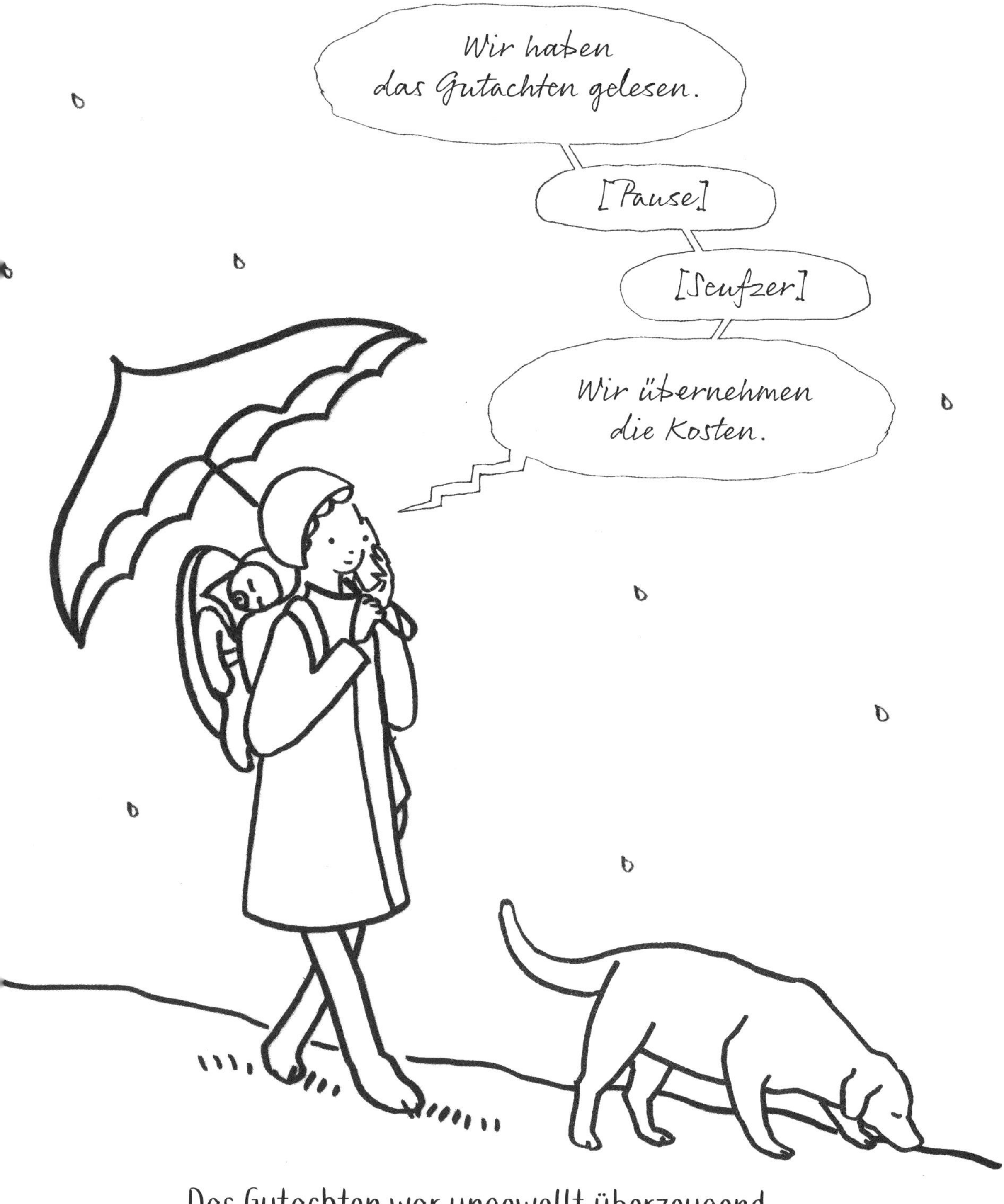

Das Gutachten war ungewollt überzeugend.

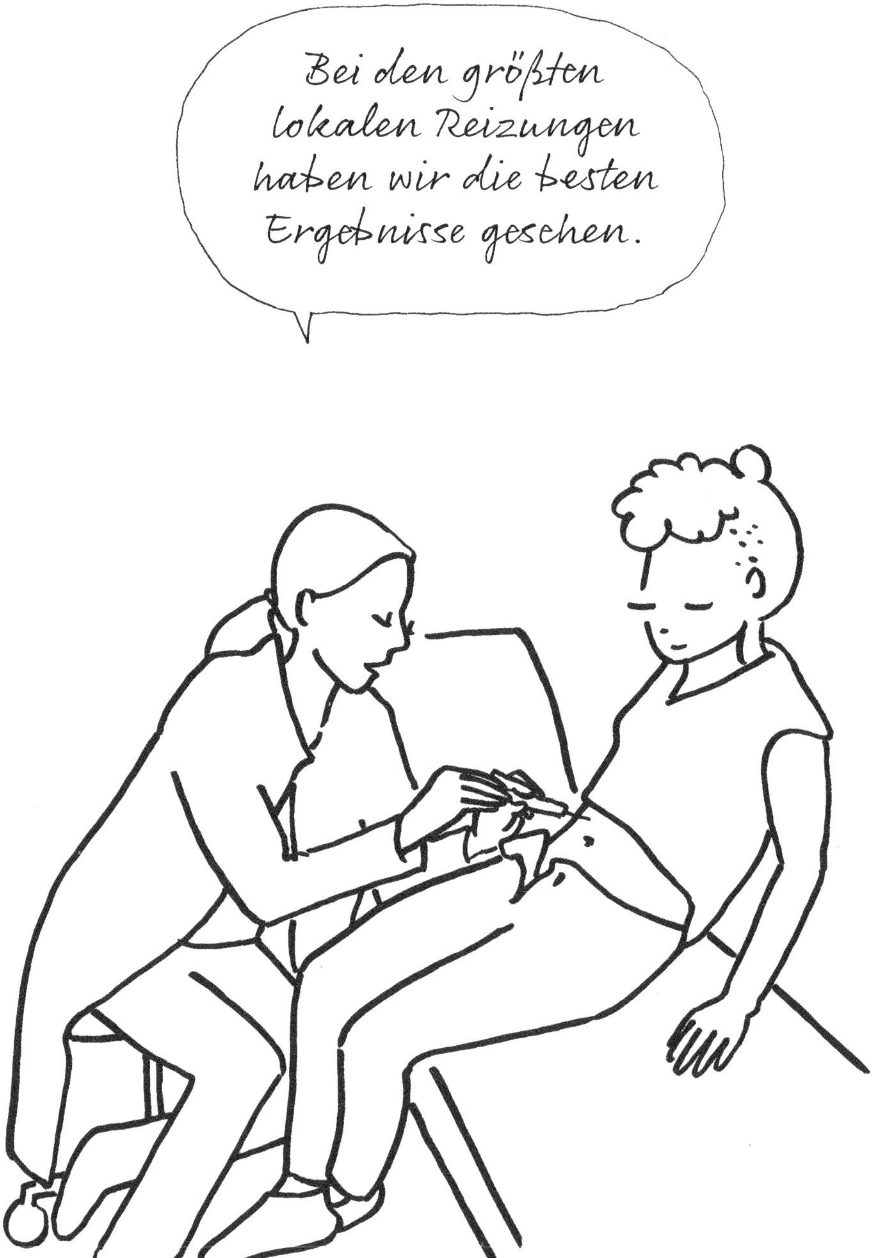
Bei den größten lokalen Reizungen haben wir die besten Ergebnisse gesehen.

Endlich konnte die Immuntherapie beginnen,
und es war bald klar, dass die Studie und meine Krankheit
wie füreinander gemacht waren.

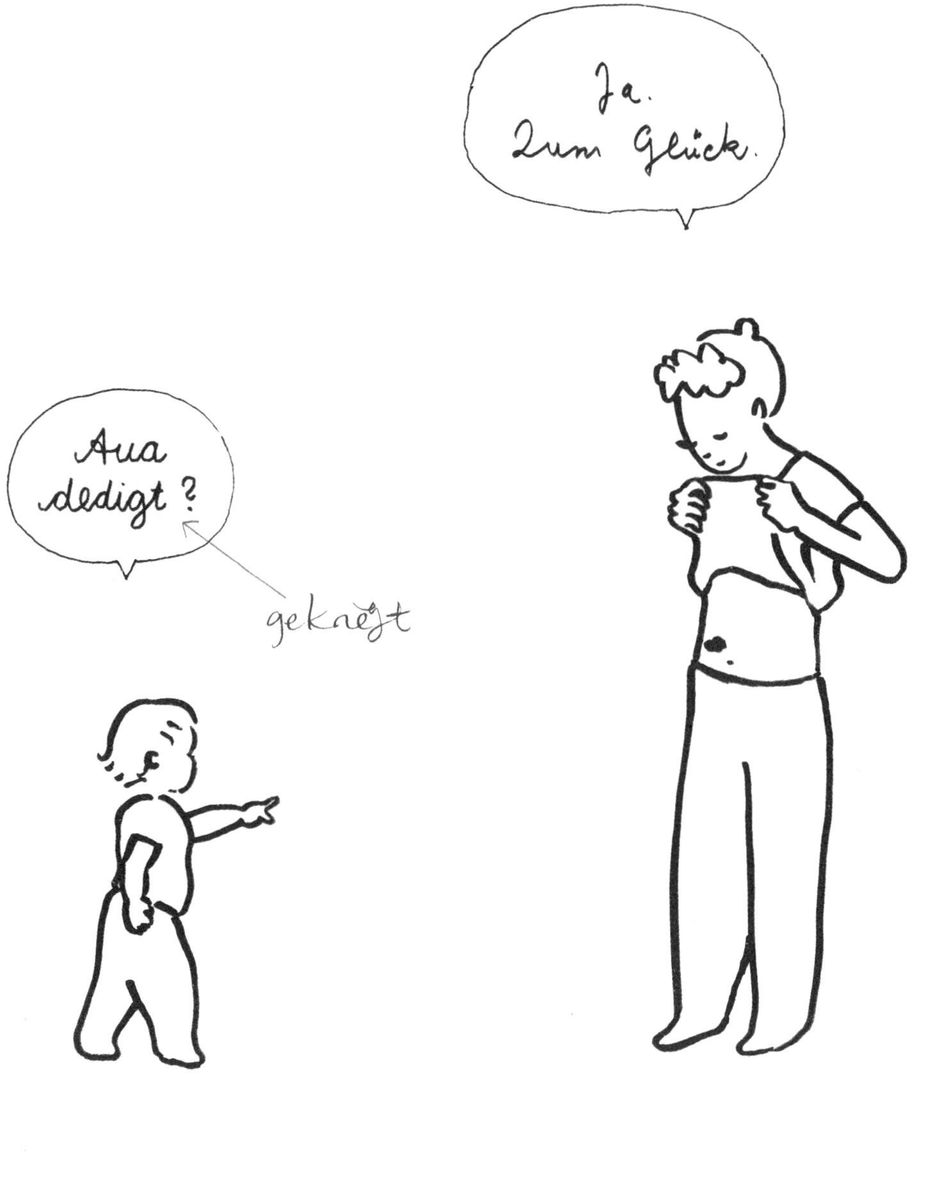

Du schaust allen Frauen unters T-Shirt,
um zu sehen, ob sie auch solche Wunden haben.

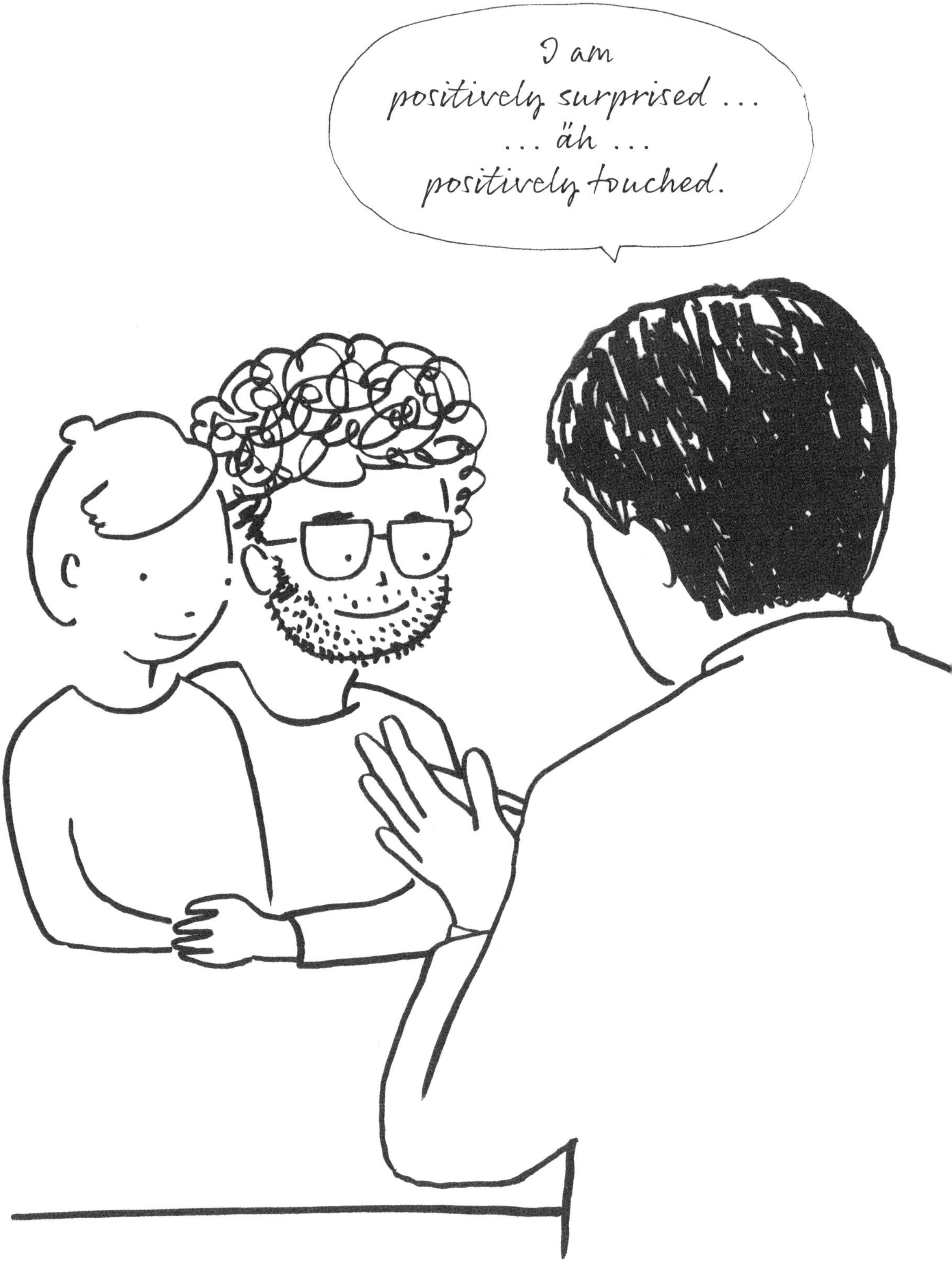

Der Tumor ist geschrumpft!

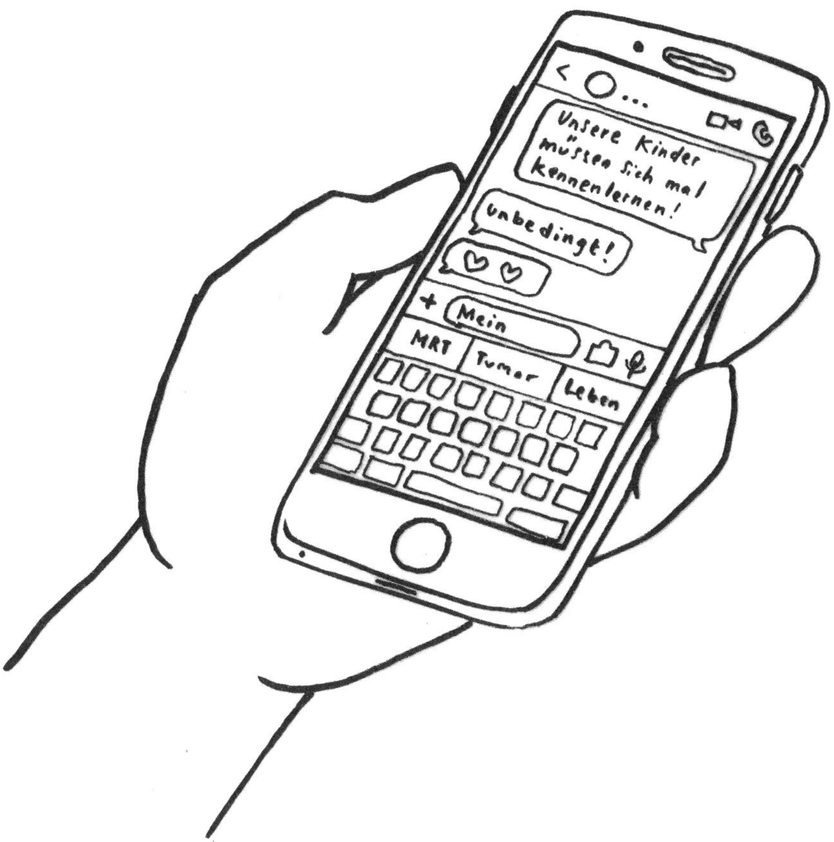
Unsere Kinder müssen sich mal kennenlernen!
Unbedingt!
Mein
MRT
Tumor
Leben

Mein Handy kann es
noch gar nicht glauben.

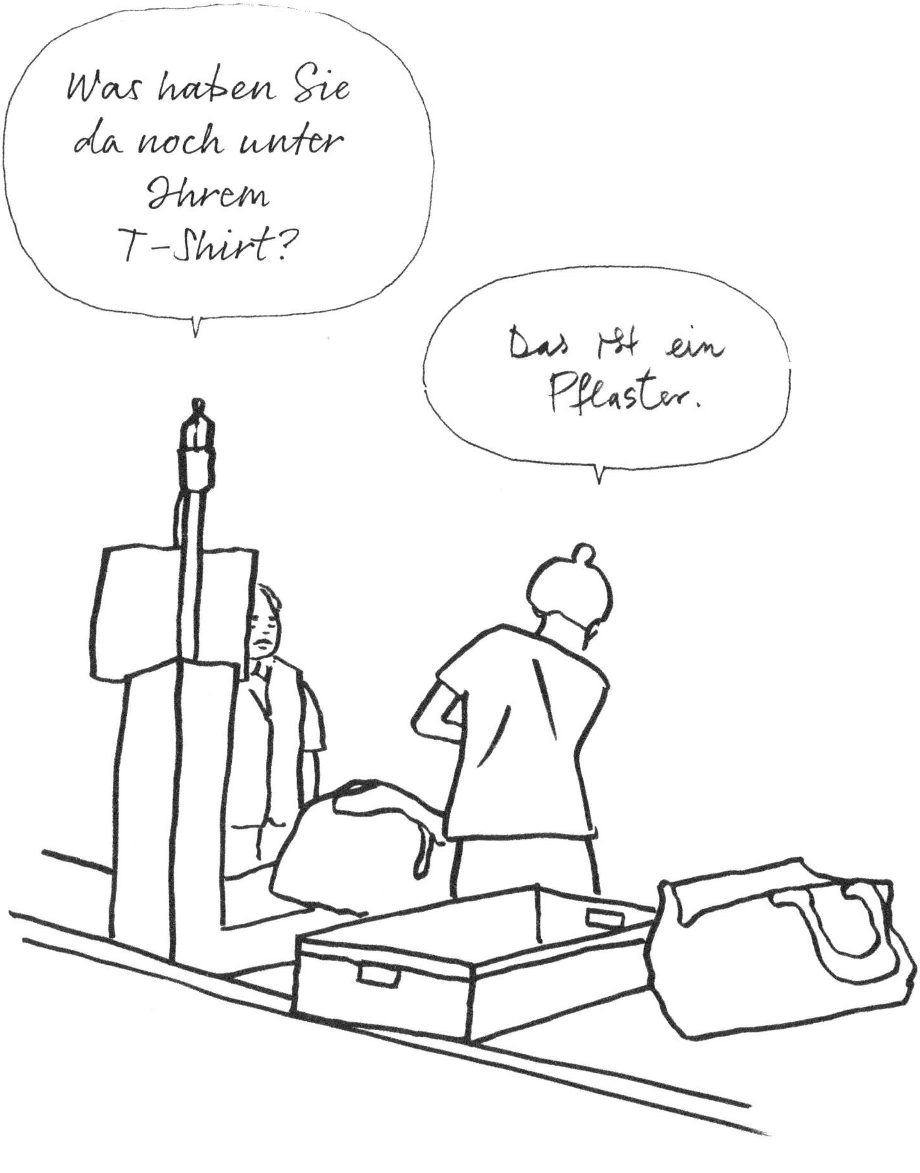
Was haben Sie da noch unter Ihrem T-Shirt?
Das ist ein Pflaster.

Wir kommen nicht mehr so einfach
durch die Sicherheitskontrolle,

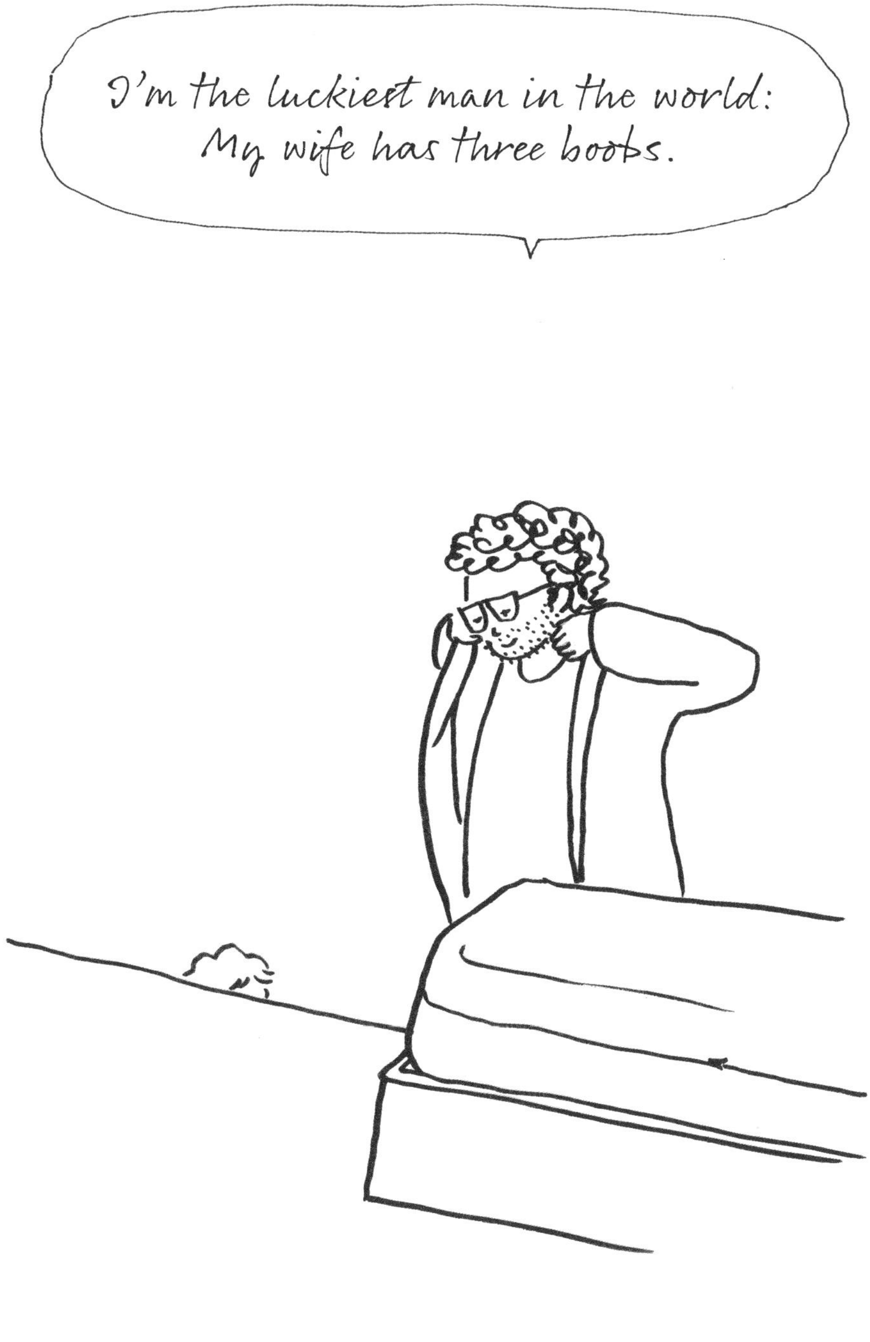
I'm the luckiest man in the world:
My wife has three boobs.

dein Baba mag mich trotzdem.
Dein Baba, ich nenne ihn manchmal auch »Toto the Great«,
ist meine große Liebe und mein Held.

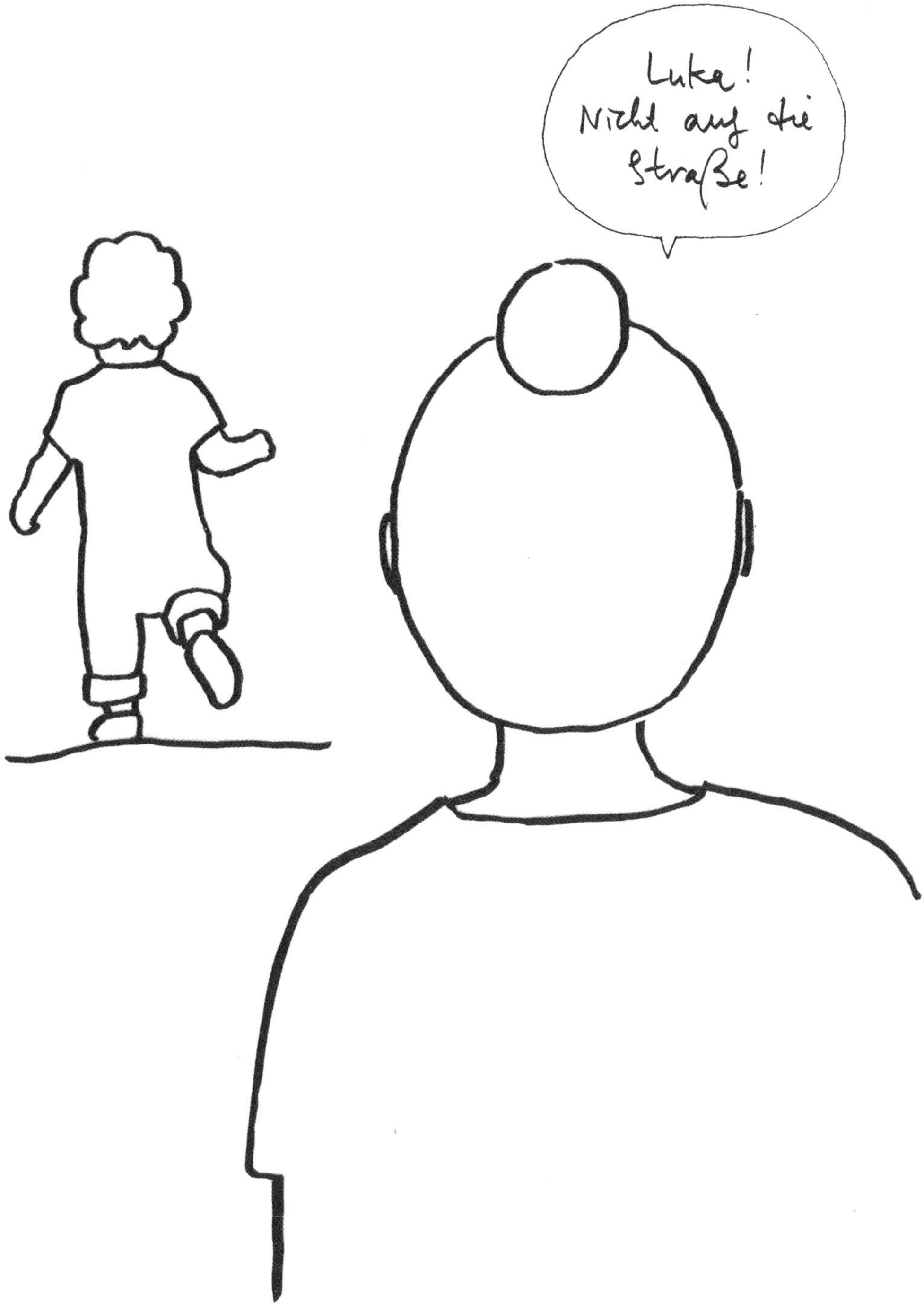

Beim Gassigehen rennst du inzwischen so schnell,
dass ich mit meinen Wunden nicht hinterherkomme, ...

… und willst selbst bestimmen,
wer oder was dich lieb hat.

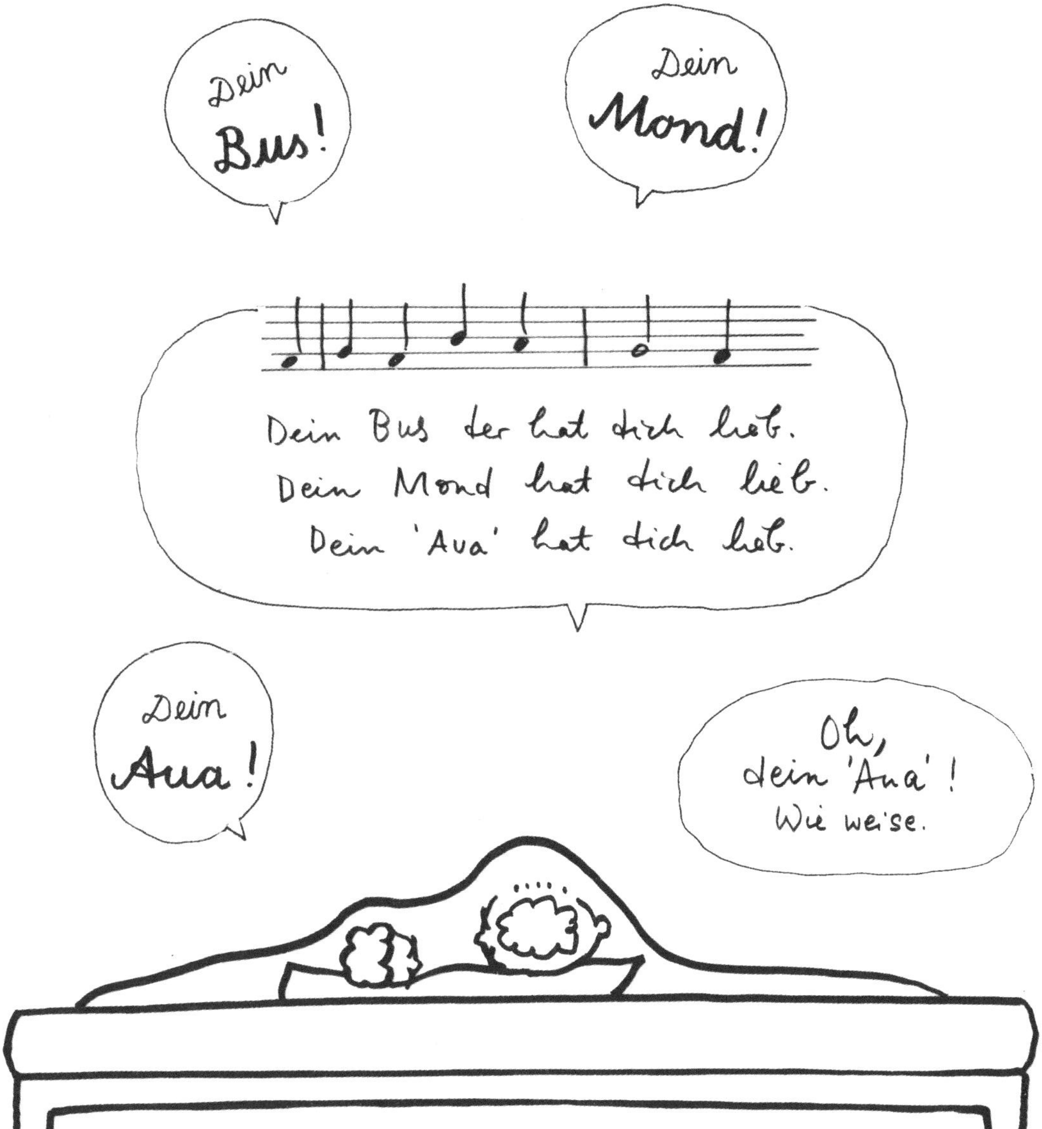
Dein Bus!
Dein Mond!
Dein Bus der hat dich lieb.
Dein Mond hat dich lieb.
Dein 'Aua' hat dich lieb.
Dein Aua!
Oh, dein 'Aua'! Wie weise.

Ich musste krank werden,
um zu lernen, dass mein »Aua« mich lieb hat.

Mit dem ersten Coronafall in Heidelberg
haben wir dich aus der Kita genommen.
Der Tod saß mir noch zu tief in den Knochen.
Damals, als ich dachte, ich müsste bald sterben,
habt ihr mir Halt gegeben.
Ich wollte nicht Corona kriegen
und in Isolation im Krankenhaus sterben.

Du warst gerade zwei geworden, und Tony und ich waren eh noch
deine besten Freunde. Wir haben es uns schön gemacht:
Wir beide haben jeden Vormittag im Wald oder am Neckar
gepicknickt, und Tony hat nachmittags mit dir so viele
französische Chansons gehört, dass du »Nathalie« und
»Je ne regrette rien« mitsingen konntest.

Als du drei wurdest, kam die Zusage für den
Waldkindergarten, das war super. Zum einen war es draußen,
zum anderen hast du dort viel
Platz zum Auspowern. Denn »you like to move it, move it«.

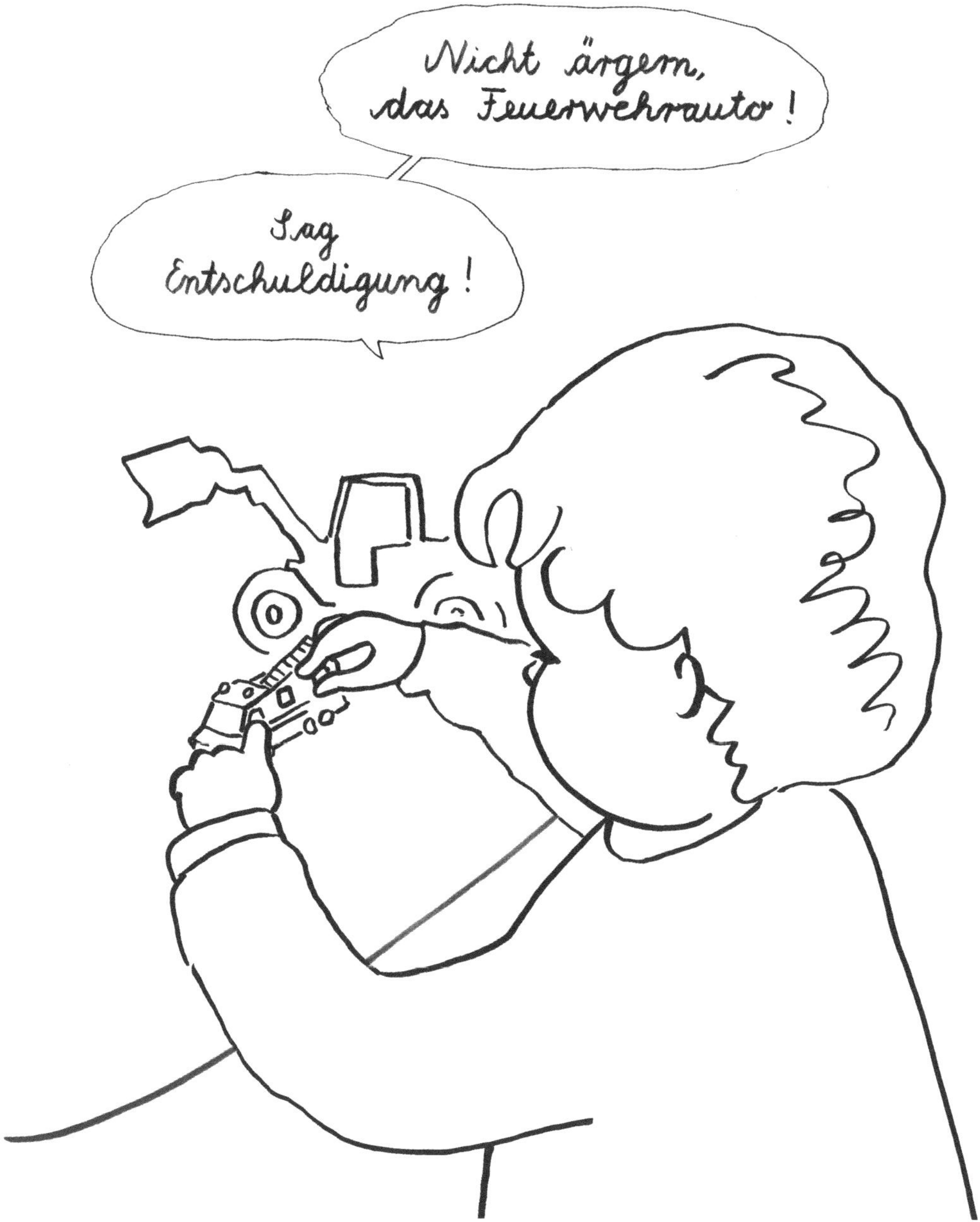

Ab und zu hast du
mit deinen Fahrzeugen Kita gespielt.
Manchmal sorgte der Bagger für Streit.

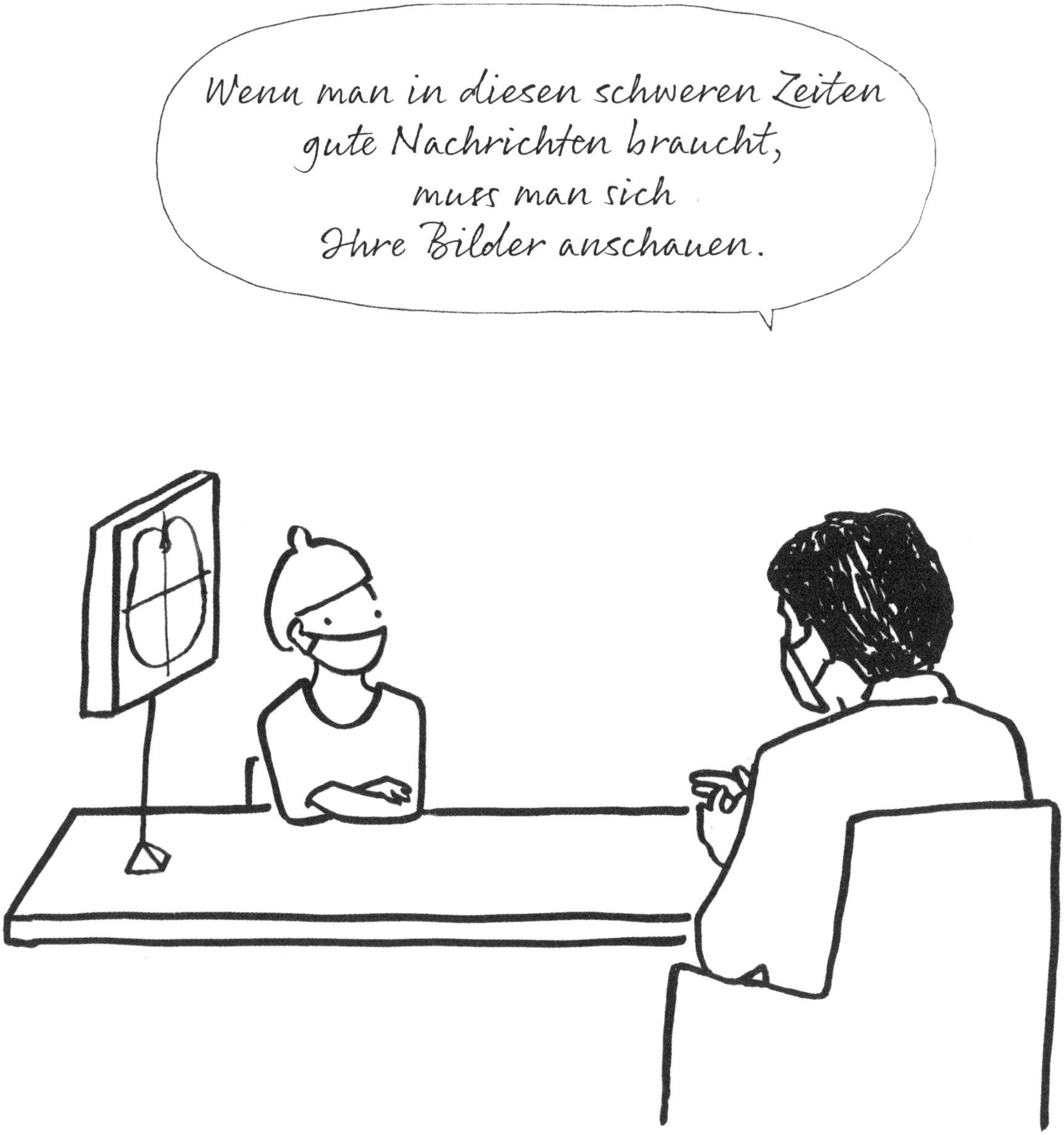
Wenn man in diesen schweren Zeiten gute Nachrichten braucht, muss man sich Ihre Bilder anschauen.

Das erste MRT ohne Tony
als Begleitperson lief ausgezeichnet.

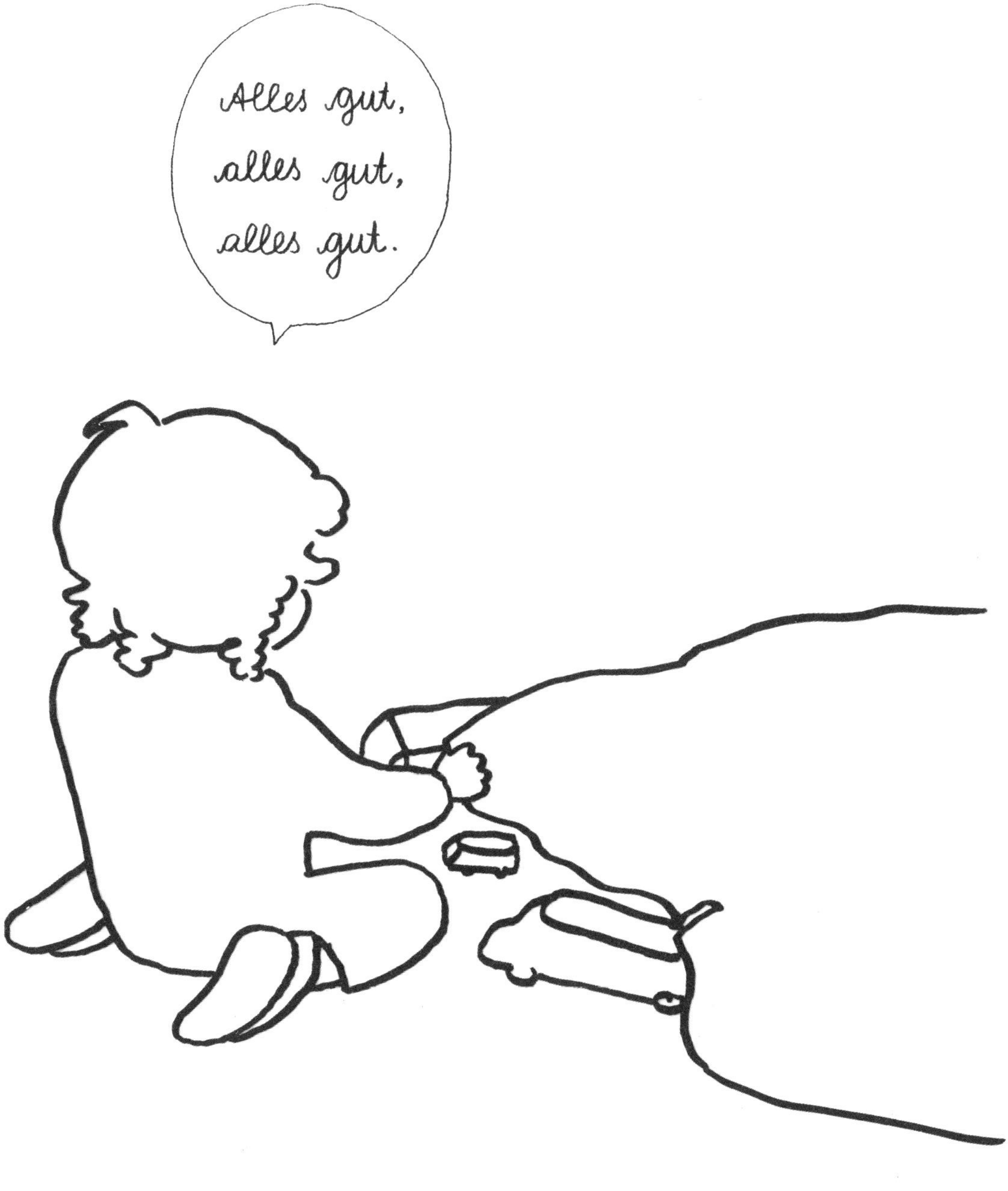

Deine Busse hatten weniger Glück.
Sie hatten sich mit Corona infiziert.

Ich hatte immer Angst vor
dem Moment, an dem wir dich hinsetzen müssen,
um dir zu sagen, dass deine Mama was im Kopf hat,
das da nicht hingehört, und vielleicht
nicht mehr lang zu leben hat.

In meiner Vorstellung war es eine
Entzauberung deiner Welt, ein Einschnitt,
der dein Leben entzweiteilt: in die Zeit bevor
und nachdem du von meiner Krankheit wusstest.

Im Podcast »Familienrat« habe ich eine Vorgehensweise
kennengelernt, die ohne dieses Gespräch auskommt.
Es ging um ein ganz anderes Thema, nämlich wie Eltern
ihrer zweijährigen Tochter erklären können,
dass sie sich scheiden lassen. Sie sollten das Kind nicht
mit Worten überfordern, die es noch nicht versteht, nur
das erklären, was sich im Alltag verändert,
und die Fragen des Kindes beantworten.

Deine Fragen werden mich
manchmal unvorbereitet treffen.

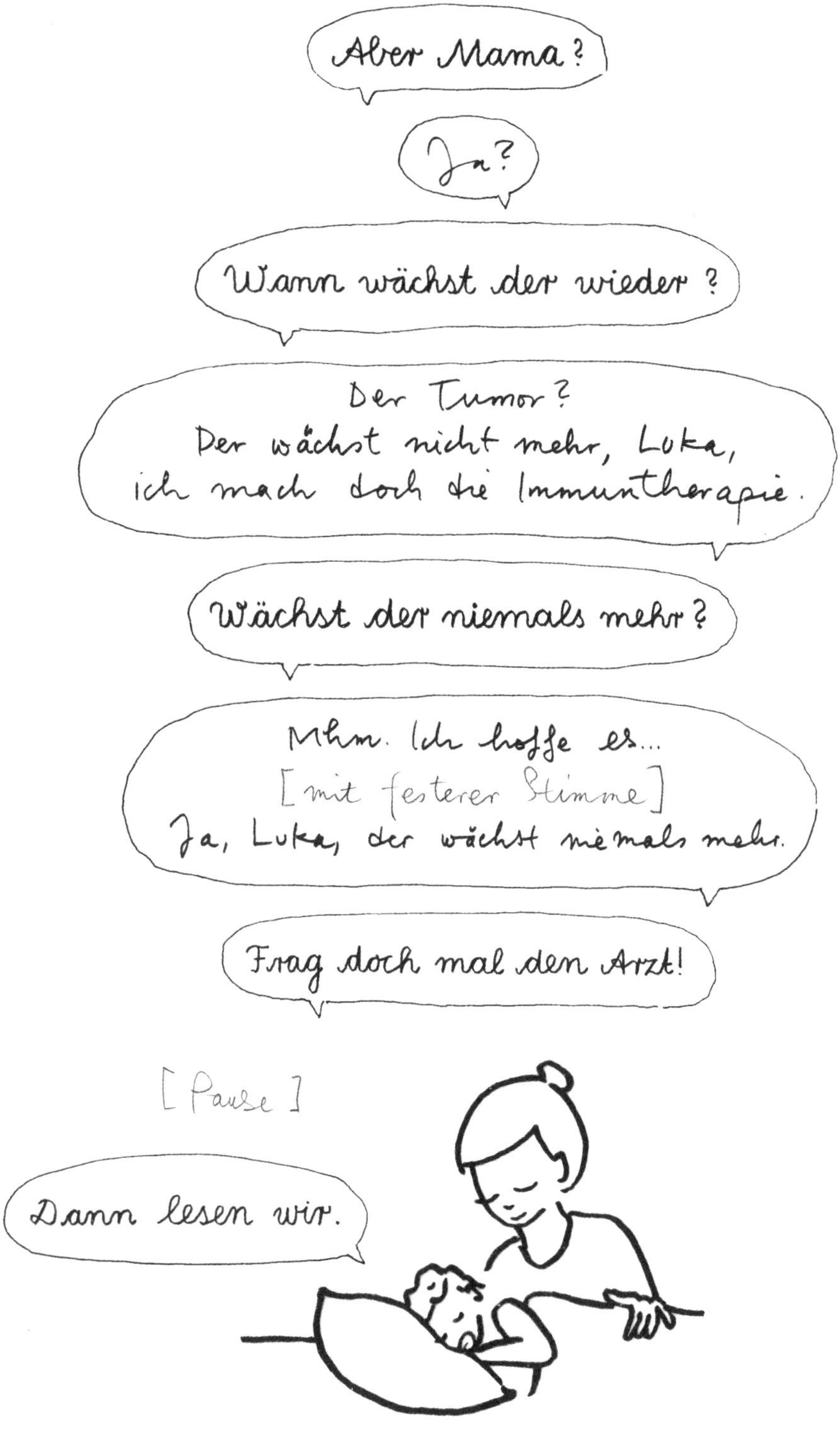

Diese Taktik wird uns beide fordern, aber nicht traumatisieren.

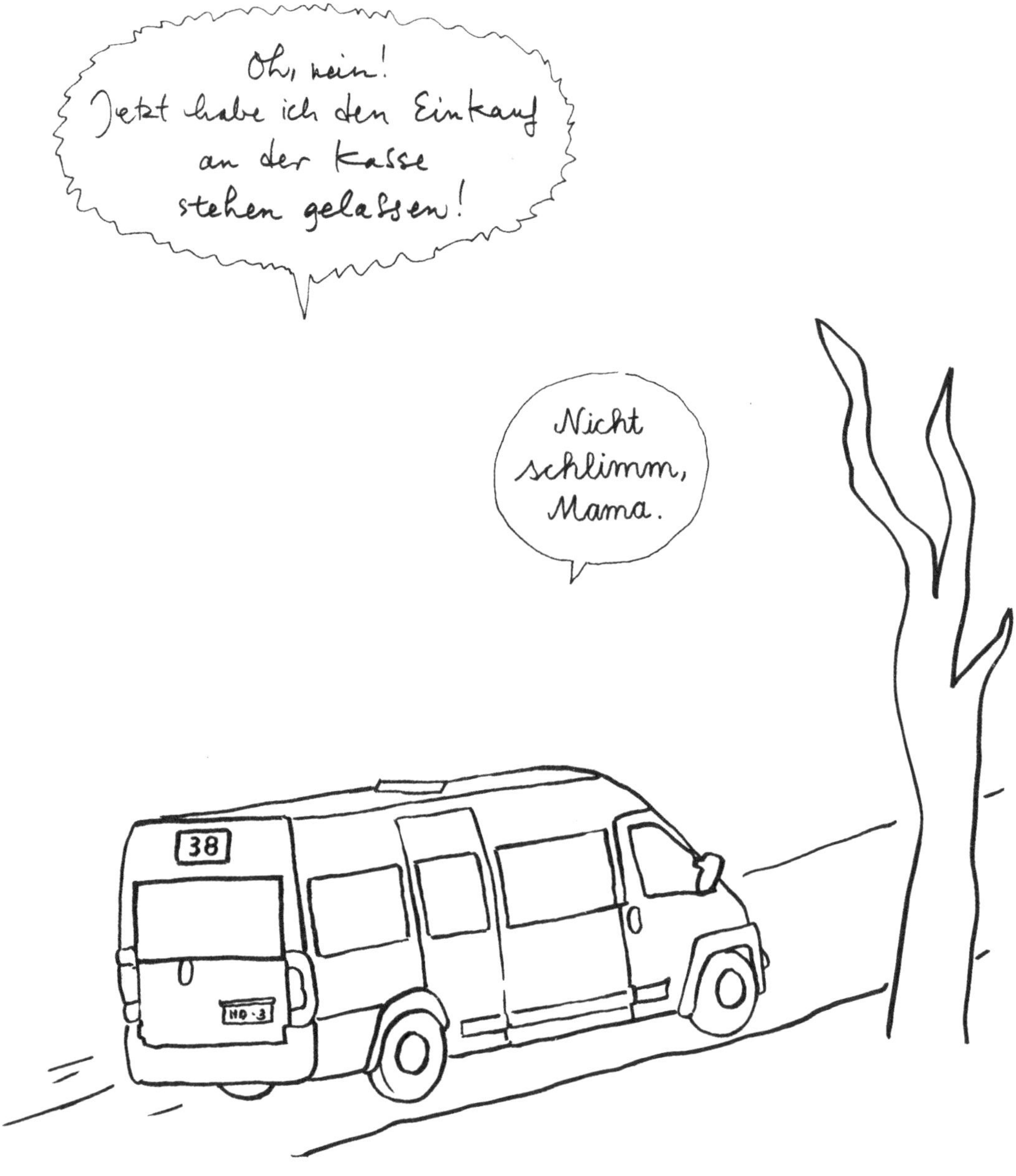
Oh, nein! Jetzt habe ich den Einkauf an der Kasse stehen gelassen!
Nicht schlimm, Mama.
38
ND·3

Du wirst mich immer wieder
daran erinnern, was wichtig ist im Leben.

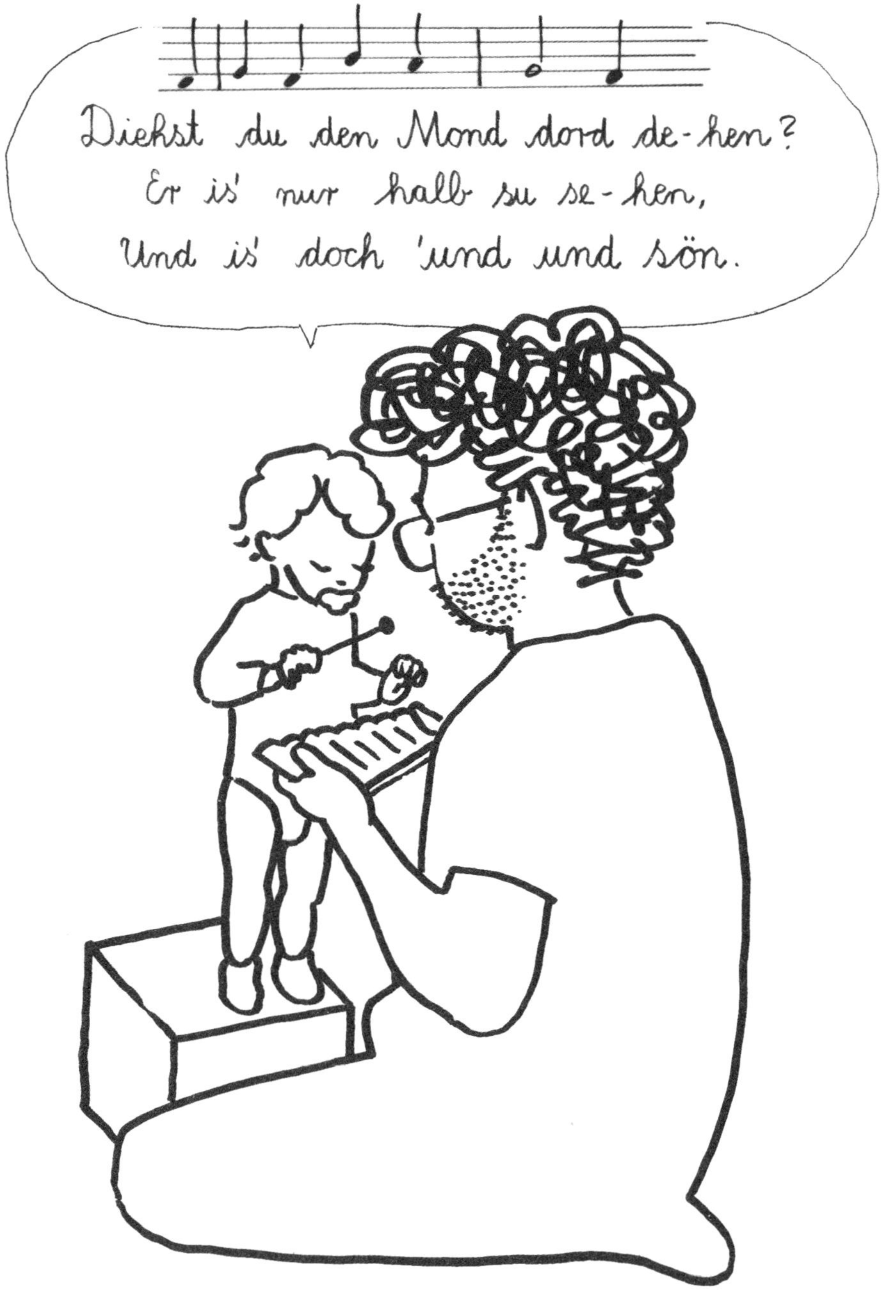
Diehst du den Mond dord de-hen?
Er is' nur halb su se-hen,
Und is' doch 'und und sön.

So sind wohl manche Sachen,
Die wir getrost belachen,
Weil unsre Augen sie nicht sehn.

Denn es ist ...

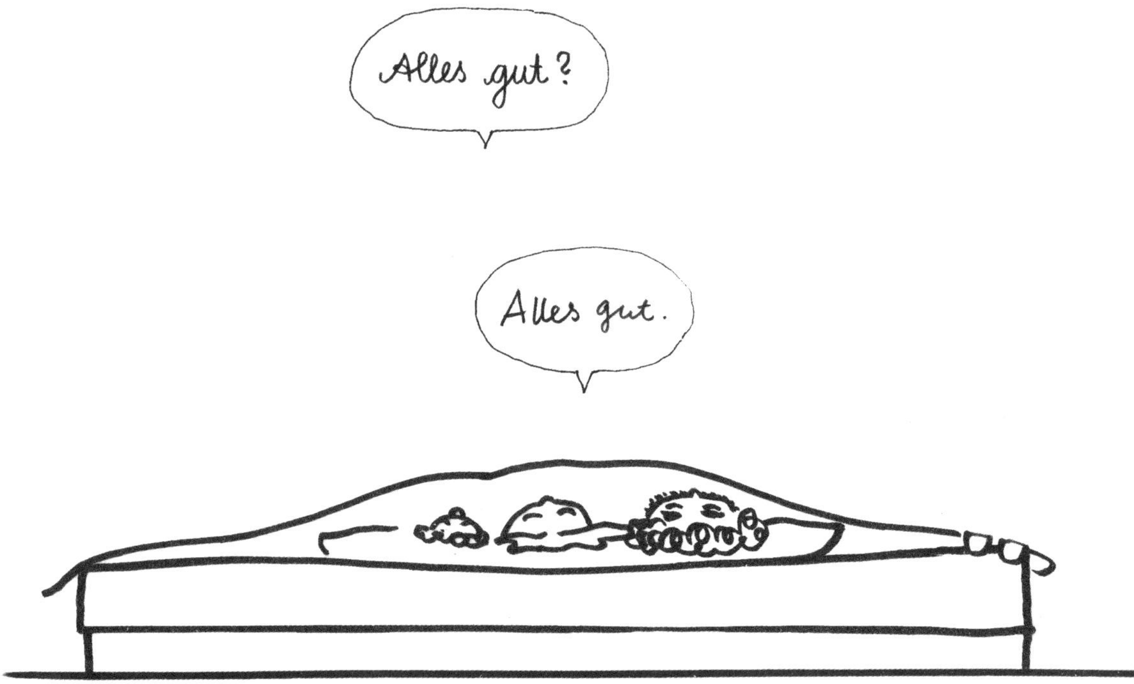

Manchmal erzähle ich mir
unsere Geschichte auch anders,
und zwar so:

Ich hatte keinen großen Kinderwunsch,
du aber wusstest, dass ich krank bin und wolltest
Tony und mir helfen. Du hast uns dazu gebracht
zu heiraten. Kurze Zeit später lag ich in Deutschland
im Krankenhaus. Wären wir nicht verheiratet gewesen,
hätte Matthias Tony nicht nach Deutschland holen können.
Die Überlegung, dich abzutreiben, war
so schlimm, dass sie uns nach Heidelberg
und damit in die Studie gebracht hat.
Und als du auf der Welt warst, hast du uns
mit deiner Liebe und Lebensfreude
zurück ins Leben
geholt.

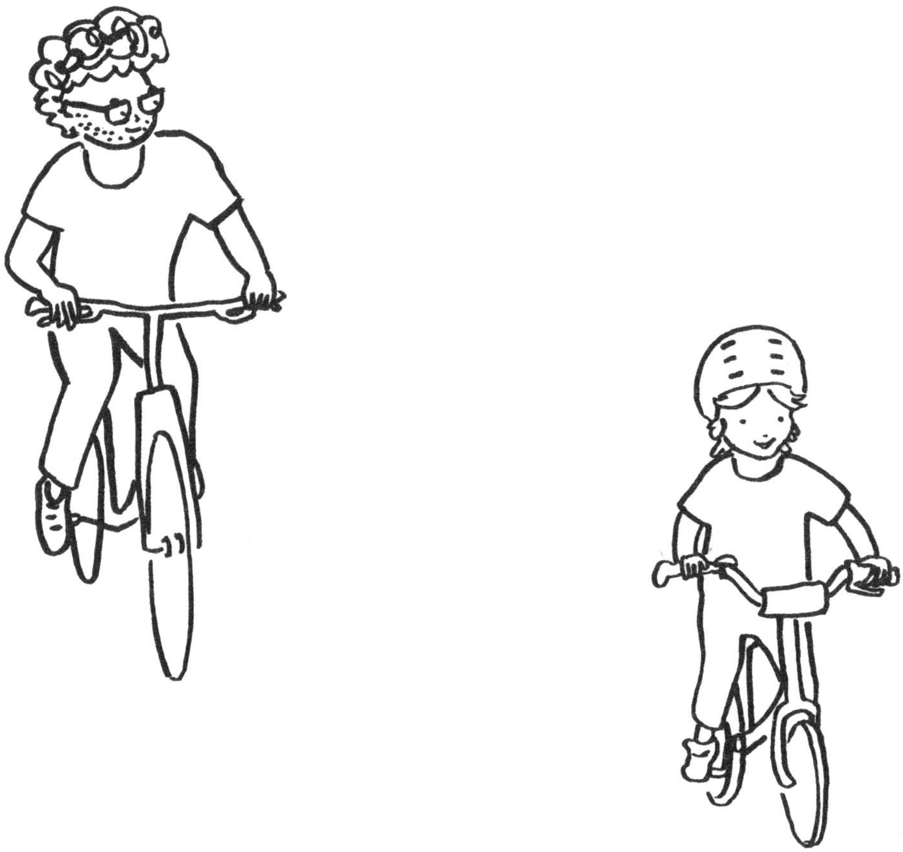

Jetzt bist du fünf
und das wildeste Waldkind in Heidelberg.
Zu deinem Schulstart ziehen wir wieder nach Berlin,

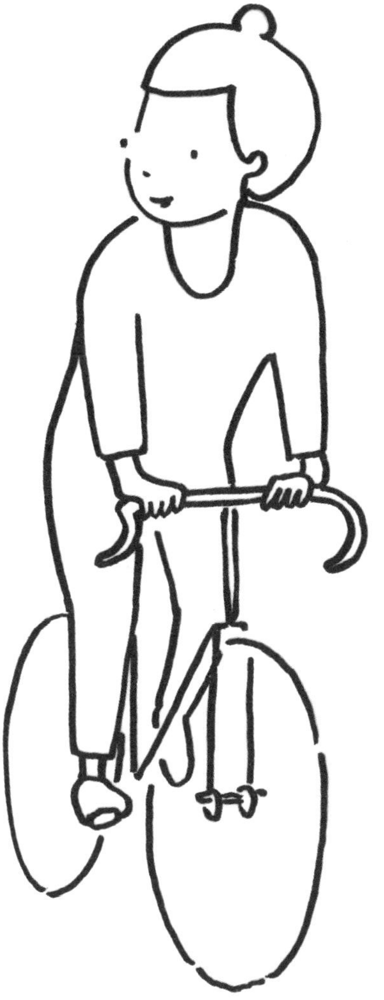

denn für die Immuntherapie
bin ich nur noch alle drei Monate im Krankenhaus.